常见病症古代名家医案选评丛书

总主编　盛增秀

盛增秀全国名老中医药专家传承工作室

组织编写

泄泻医案专辑

白　钰　编撰

参编人员　陈永灿　马凤岐　杨益萍

王恒苍　林　红　曾国良

杨汐茵　龚　甜

人民卫生出版社

图书在版编目（CIP）数据

泄泻医案专辑/白钰编撰.—北京：人民卫生出版社,2018
（常见病症古代名家医案选评丛书）
ISBN 978-7-117-26626-0

Ⅰ.①泄… Ⅱ.①白… Ⅲ.①腹泻-中医治疗法-医案-汇
编 Ⅳ.①R256.34

中国版本图书馆 CIP 数据核字（2018）第 092484 号

| 人卫智网 | www.ipmph.com | 医学教育、学术、考试、健康，购书智慧智能综合服务平台 |
| 人卫官网 | www.pmph.com | 人卫官方资讯发布平台 |

泄泻医案专辑

编　　撰：白　钰
出版发行：人民卫生出版社（中继线 010-59780011）
地　　址：北京市朝阳区潘家园南里 19 号
邮　　编：100021
E - mail：pmph @ pmph.com
购书热线：010- 59787592　010- 59787584　010- 65264830
印　　刷：北京铭成印刷有限公司
经　　销：新华书店
开　　本：850×1168　1/32　印张：9
字　　数：146 千字
版　　次：2018 年 6 月第 1 版　2018 年 6 月第 1 版第 1 次印刷
标准书号：ISBN 978-7-117-26626-0/R·26627
定　　价：32.00 元
打击盗版举报电话：010-59787491　E-mail：WQ @ pmph.com
（凡属印装质量问题请与本社市场营销中心联系退换）

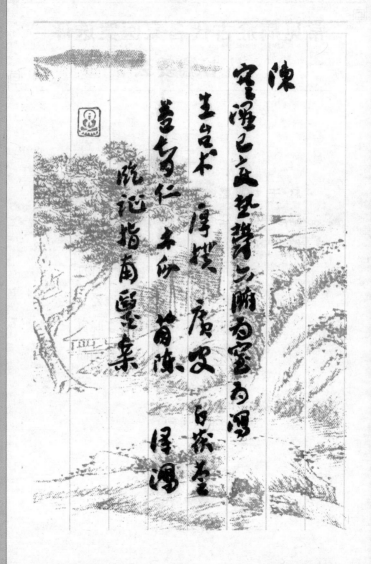

本案由本书编委、知名书法专家沈钦荣题录

总　序

　　近代国学大师章太炎尝谓："中医之成绩，医案最著。欲求前人之经验心得，医案最有线索可寻，循此钻研，事半功倍。"清代医家周学海也曾说过："宋以后医书，唯医案最好看，不似注释古书之多穿凿也。每部医案中，必有一生最得力处，潜心研究，最能汲取众家之所长。"的确，医案是历代医家活生生的临证记录，最能反映各医家的临床宝贵经验，堪称浩瀚祖国医学文献中的宝中之宝，对临证很有指导意义和实用价值。如清代温病学大家吴鞠通所撰《温病条辨》，他将散见于叶天士《临证指南医案》中有关温病的理、法、方、药和经验，列成条文的形式，汇入该书之中。据不完全统计，《温病条辨》从《临证指南医案》的处方或加以化裁的约90余方，如桑菊饮、清宫汤、三香汤、椒梅汤等均是。举此一端，足见前人医案对后世影响之深远。众所周知，中医有关医案的文献资料极其丰富多彩，其中不乏医案专著，但自古迄今，国内尚缺乏一套集常见病症古代名家医案于一体并加以评议发挥的系列丛书，因而给查阅和临床参考应用带来不便，以致传统医案精华未能得到充分利用。有鉴于此，我们在深入调研、广搜文献资料基础上，精选清末（1911 年）以前（个别是清末民初）名家的医案，并加以评议，编写了一套《常见病症古代名家医案选评丛书》。

本套系列丛书，以每一病症为一单元而编成专辑，包括中风、眩晕、泄泻、肿胀、瘟疫、咳嗽、哮喘、不寐、痹证、胃脘痛、惊悸、黄疸、胸痹、头痛、郁证 15 个专辑，堪称鸿篇巨制，蔚为大观。

本丛书体例以病症为纲，将名家医案分类后归入相应专辑，每案注明出处，"评议"务求客观准确，且融以编者的心得体会和临床经验，着力阐发辨证施治要点，辨异同，明常变，有分析，有归纳，使人一目了然，从中得到启发。

丛书由全国名老中医药专家盛增秀任总主编。所在单位浙江省中医药研究院系浙江省中医药文化重点学科建设单位，又是国家中医药管理局中医文献学重点学科建设单位。大多数编写人员均长期从事文献整理研究工作，既往对古代医案的整理研究已取得了较大成绩，曾出版《重订王孟英医案》《赤厓医案评注》等书，受到读者欢迎。

本丛书具有以下几个特点：

一是本着"少而精"的原则，主要选择内科临床常见病症予以编写，这样能突出重点，实用性强。

二是本书是系列丛书，每一病症单独成册（专辑），读者既可购置全套，又可根据需求选购一册。

三是全书每则医案加"评议"，有分析，有发挥，体现出继承中有发扬，整理中见提高。

医案在很大程度上反映一个医生的技术水平和治学态度。时下，不少医生书写医案粗枝大叶，不讲究理、法、方、药的完整性和一致性。更有甚者，有些医生处方东拼西凑，喜欢开大方、开贵重药品，有失配伍法度。本丛书所选名家医案，对读者临证书写医案有重要的指导和借鉴作用，有利于提高诊疗能力和学术水平。此外，也为教学、科研和新药的开发提供珍贵的参考文献。

限于水平，书中缺点和不足之处在所难免，祈求读者指正。

盛增秀全国名老中医药专家传承工作室

2017 年 1 月

前 言

　　本书为《常见病症古代名家医案选评丛书》中的一种。 泄泻是临床常见病、多发病之一，可见于炎症性肠病、肠易激综合征、肠道肿瘤、肠结核等消化系统疾病范畴。 泄泻是以排便次数增多，粪质稀溏或完谷不化，甚至泻出如水样为主症的病症。 其病因多样，伴随症状多，病情容易反复，病机复杂，有些顽固性泄泻，治疗颇为棘手。 我国历代医家对泄泻的病因病机和治法方药进行不断探索，积累了丰富经验，这也体现在众多名家医案之中。 本专辑从中整理选择其典型案例260余则，并加以评议，旨在传承与弘扬中医药治疗泄泻的临证特色，使之更好地为当今临床服务。 兹将编写中的有关问题，概述于下：

　　一、每则医案的标题系编者所加，系针对该案的病种、病因、病机和治法等加以提炼而成，旨在提挈其要领，突出其特色，起到提示作用。

二、每案先录原文，并标明出处。根据笔者的学习心得，结合临床体会，对该案进行评议，力求评析精当，旨在阐发辨证施治要点和处方用药的特色，辨异同，明常变，有分析，有归纳，让人一目了然，从中得到启迪。

三、对少数难读难解的字和词予以注释。注音标出该字的拼音，如浼（měi）等，解释力求准确妥帖，文字简洁明白，避免烦琐稽考和引证。

四、由于所辑医案时代跨度较大，其作者生活的地点亦不相同，因此对于同一药物，称谓不甚统一，为保存古书原貌，不便用现代规范的药名律齐。

五、文末附本丛书编委所撰论文《腹泻型肠易激综合征疗法集粹》，希冀帮助读者对泄泻医案的理解，以供参考。

六、古代医案中有些药物，如犀角、虎骨等，现在已禁用或不用，读者可寻求替代品，灵活变通为是。

诚然，笔者在编撰本书时花了很多精力，力求保证书稿的质量，但限于水平，书中缺点和不足之处在所难免，敬请读者指正。

白　钰

2017 年 11 月

目　录

胃热伤食泄泻发狂案 …………………………………………… 1

灸药结合治愈脾胃阳气虚弱并感受湿寒案 ………… 1

土虚木贼致泄泻案 ………………………………………… 3

夏暑时节用附子温中汤治愈泄泻案 ……………… 4

大暑之时得内寒之病当从乎中治案 ……………… 6

四神丸治愈肾泄案 ………………………………………… 8

妇人五更作泻二十载复患痢案 ……………………… 9

血疾经久不愈致脾肾两虚泄泻案 ………………… 9

夏月贪凉中寒致吐泄案 ……………………………… 10

黄芪补胃汤治愈胃泄案 ……………………………… 11

五味子合吴茱萸治愈五更初晓肾泄案 ………… 12

脾胃阳衰致水湿内停泄泻之误治案 …………… 12

张子和通因通用法治愈泄泻案 ………………… 14

脾虚湿盛肝木乘之致洞泄案 ……………………… 14

提壶揭盖法治愈泄泻案 ……………………………… 15

小儿饮食失节致疳虫泄泻案 ……………………… 16

脾虚伤食泄泻案 …………………………………………… 16

嗜食鱼腥致痰积肺肠泄泻案 …………………………… 17

小续命汤加减治愈泄泻案 ……………………………… 18

肝风乘脾泄泻误作休息痢案 …………………………… 19

清暑益气汤治脾虚中满伤于暑湿案 ………………… 20

艾灸百会穴治愈泄泻案 ………………………………… 20

脐疗治愈泄泻案 …………………………………………… 21

健脾疏风燥湿法治愈泄泻案 …………………………… 22

凭脉诊治吐泄案 …………………………………………… 23

凭六脉浮大而右关尤甚辨治泄泻案 ………………… 24

五苓散加参术治愈泄泻危证案 ………………………… 25

肾虚脾中积热泄泻案 …………………………………… 26

中焦食积痰泻如羸状案 ………………………………… 26

中焦痰积湿热泄泻案 …………………………………… 27

痰嗽泄泻案 ………………………………………………… 28

君相火衰泄泻案 …………………………………………… 29

东垣益胃升阳渗湿汤加减治愈脾胃虚寒型泄泻案 … 29

温补下元兼以升举治泄泻案 …………………………… 31

上焦元气亏虚泄泻案 …………………………………… 31

素有酒积腹痛泄泻案 …………………………………… 32

补益中气治误用寒凉致泻脱案 ………………………… 33

肾虚痰饮泄泻足膝战摇案 ……………………………… 34

下元虚寒泄泻案 ……………………………… 35

郁火痰积肠鸣腹痛泄泻案 ………………… 35

泄泻误治案 …………………………………… 36

治泄泻药误案 ………………………………… 37

治泄泻后虚弱腹胀不食案 ………………… 38

伤酒泄泻不执酒性大热而治案 …………… 39

益肾暖肝法治虚劳泄泻案 ………………… 41

五积散加味双解表里治泄利案 …………… 42

胀痛作泄治以调补案 ……………………… 43

素有脾泄兼外感咳痰带血案 ……………… 44

甘温除热法治脾泻案 ……………………… 46

外感内伤误治成泄泻危候案 ……………… 48

真寒假热下利案 …………………………… 49

久泻伤阴气散不收治从清燥润肺验案 …… 50

真热假寒泄泻案 …………………………… 52

黄连香薷饮治产后暑泄案 ………………… 54

健脾平肝兼温肾治泄泻案 ………………… 56

补火生土治久泻案 ………………………… 57

温利化痰治泄泻多痰案 …………………… 58

温补中气治脾虚气弱泄泻案 ……………… 59

六君子汤治泄泻案 ………………………… 60

攻下太过致泄泻神乱案 …………………… 62

吐痰泄泻验案 …………………………………………… 63

升阳除湿治飧泻案 ……………………………………… 64

发汗解表止泻案 ………………………………………… 65

温肾阳培脾土治久泻案 ………………………………… 66

误用苦寒致洞泄案 ……………………………………… 69

猪油羹合八仙糕治泄泻伤阴案 ………………………… 70

先分利再温中治洞泄逆证案 …………………………… 71

理中汤加味治泄泻形神衰脱案 ………………………… 72

健脾化湿为主治泄泻案 ………………………………… 73

开宣肺气治水泻案 ……………………………………… 75

温补中气治寒泻齿衄案 ………………………………… 76

脾胃气虚泄泻痰呕案 …………………………………… 77

健脾温肾治泄泻遗矢危证案 …………………………… 78

脾虚湿侵腹痛泄泻案 …………………………………… 80

升阳益胃汤治泄泻恶寒案 ……………………………… 81

肾虚泄泻日夜无度验案 ………………………………… 82

土虚火衰季夏泄泻案 …………………………………… 83

脾肾虚寒溏泄清冷案 …………………………………… 84

素有痰饮又因悒郁伤脾案 ……………………………… 85

湿郁脾阳溏泄案 ………………………………………… 86

脾肾阳虚泄泻案 ………………………………………… 87

素体阳微湿痰内聚便溏脘闷案 ………………………… 88

湿郁脾胃而致气滞里急案 …………………… 88

湿邪弥漫三焦案 …………………………… 89

泄泻治用胃苓汤案 ………………………… 90

伤暑泄泻案 ………………………………… 92

湿邪郁蒸清浊不分案 ……………………… 93

泄泻治用五苓散案 ………………………… 94

小儿久泻兼发疮痍案 ……………………… 95

中暑致泻宜清上焦气分案 ………………… 96

雨湿凉气乘于脾胃案 ……………………… 96

水土禀质治须调理太阴脾脏案 …………… 97

腑阳不运宜通不宜涩案 …………………… 98

热病日久不愈而致厥阴犯胃案 …………… 98

阳明胃虚厥阴肝风内动案 ………………… 99

泄木安土法与扶土制木法治疗泄泻案 …… 100

络病久服泄肝破气之药致脾胃受困案 …… 101

胆郁伤脾痛泻案 …………………………… 101

补法不效改用通法案 ……………………… 102

治中法疗泄泻案 …………………………… 103

伤湿泄泻仿用仲景肾着汤意案 …………… 105

治中法合用四神丸治泄泻案 ……………… 105

劳损伤及奇经而致痛泻案 ………………… 106

脾肾阳虚瘕泄案 …………………………… 107

气虚下陷门户不藏案 ……………………… 108

阳虚泄泻治以温补案 ……………………… 109

外感秽气分布三焦案 ……………………… 110

产后久泻伤肾治当脾肾两补案 …………… 111

小儿蛔动肝厥内风袭胃案 ………………… 111

阴虚泄泻治以酸甘化阴法案 ……………… 112

下元亏虚内风突来而致痱中案 …………… 113

脘腹胀满大便溏泄治当理阳宣通案 ……… 113

泄泻损液伤络案 …………………………… 114

积劳阳伤便泻治以温补案 ………………… 114

瓜水伤阳而致渴泻腹鸣案 ………………… 115

风干肠胃而致泄泻案 ……………………… 115

大肠寒清小便精出案 ……………………… 116

洞泄寒中案 ………………………………… 117

伤风飧泄治以汗法案 ……………………… 118

脏腑滑泄病在少阳案 ……………………… 119

便少而频治以通因通用案 ………………… 120

久泄遍治无效得饮食调摄而愈案 ………… 121

脾虚湿热下流泄泻案 ……………………… 122

腹痛作泻食用荞麦而愈案 ………………… 123

李时珍治肾虚久泄案 ……………………… 124

内寒暴泄如注食栗而愈案 ………………… 124

吴孚先治肠胃湿热夹积案 …………………… 125

便溏咳嗽缘由上热下寒案 …………………… 126

张路玉治湿热伤脾胃案 ……………………… 126

于鹤泉肾气不固久泻案 ……………………… 127

朱丹溪治饮食伤脾泄泻案 …………………… 128

伤感泄利当先清解入里之邪案 ……………… 129

肝木乘脾泄泻治取甘寒润滑之品案 ………… 130

肝经血燥火旺乘脾泄泻案 …………………… 131

劳倦中虚误用发散致溏泄案 ………………… 132

双补丸治虚寒泄泻案 ………………………… 133

湿郁阻气为痛为泻案 ………………………… 133

脉微晨泄以脾肾治案 ………………………… 134

阴亏热注为利案 ……………………………… 135

肾阴既亏脾阳复陷泄泻案 …………………… 135

误服苦滑寒凉致溏案 ………………………… 136

肾真亏耗晨泄案 ……………………………… 136

许又张学兄乃婶温热喜热饮而下利案 ……… 137

夏至助脾阴防治泄泻案 ……………………… 138

胃有湿痰大便滑泄案 ………………………… 139

泄泻不休大汗如雨案 ………………………… 139

食积泄泻虚实两端分证辨治案 ……………… 141

和解法治寒热往来腹痛便溏案 ……………… 142

清气分热治中暑泄泻案 …………………………… 143

脾胃阴阳不和晨泄案 ……………………………… 144

瘕泄治以温补脾肾案 ……………………………… 144

少阳阳明协热为患致腹泻案 ……………………… 145

产后心脾肾俱亏泄泻案 …………………………… 146

久泻滑脱之证验案 ………………………………… 147

脾肾阳虚伏寒凝沍重用温补而瘳案 ……………… 148

夏月寒湿内伏守方温补案 ………………………… 150

燥结肠间旁流泻下案 ……………………………… 151

通补兼施治鹜溏夹暑邪内陷案 …………………… 152

健脾益气利湿治晨泄案 …………………………… 154

辨证辨体结合治泻案 ……………………………… 155

营阴亏脾气弱案 …………………………………… 156

肝郁脾虚湿盛久泄案 ……………………………… 156

实脾利水和中止泄案 ……………………………… 158

误用温涩致热泻更剧案 …………………………… 159

甘缓和中佐以温摄案 ……………………………… 160

湿中伏热清浊不分案 ……………………………… 160

中气下陷土衰木乘案 ……………………………… 161

苏载舆令政咳血泄泻症案 ………………………… 162

养脾保肺和肝治咳泻案 …………………………… 162

异功散加味治土虚木贼案 ………………………… 163

肝强脾弱晨泄有年案 …………………… 164

桂枝汤加减治风滞致泄案 ……………… 165

四神丸加味治年老脾虚泄泻案 ………… 166

大泻亡阳转危为安案 …………………… 167

脾阳已复勿药可愈案 …………………… 168

脾虚饮滞肝盛风生案 …………………… 168

竹叶石膏汤加减治发热泄泻案 ………… 169

产后泄泻误治致危重案 ………………… 169

湿郁热伏泄泻危候案 …………………… 172

久泻湿郁化热伤阴案 …………………… 172

脾肾阳虚完谷不化案 …………………… 173

湿郁化热致泻案 ………………………… 173

补中益气汤加减治洞泄数载案 ………… 174

丹田不暖阴中火虚案 …………………… 175

石北涯仲媳产后泻水案 ………………… 175

肝阴亏虚初冬便泻案 …………………… 176

久泄气阴两亏案 ………………………… 177

中气虚衰兼夹湿滞案 …………………… 177

久泻带血脾气不足案 …………………… 178

白头翁汤加味治肝热阴亏案 …………… 179

胃中寒肠中热呕泄案 …………………… 179

肝火冲逆泄泻吐蛔案 …………………… 181

脾胃元气未复治宜调中案 …………………… 182

酒湿飧泄案 …………………………………… 182

下利日久肠胃失和案 ………………………… 183

白头翁汤活用三则案 ………………………… 183

健脾为主治溏泄危重案 ……………………… 186

痛泻要方加味治痛泻案 ……………………… 188

补先后二天兼以平肝渗湿案 ………………… 188

便泻刚逢经转案 ……………………………… 189

痰体伤食痛泻案 ……………………………… 190

真武汤加味治腹痛泄泻案 …………………… 191

产后肝脾两虚宜补而和之案 ………………… 191

小产飧泄消补互施案 ………………………… 192

通因通用法治泄泻日百余次案 ……………… 193

年逾花甲以顾正气为要案 …………………… 194

从脉断为阴虚泄泻案 ………………………… 195

和中温运清利水湿案 ………………………… 196

脾虚湿滞连理出入案 ………………………… 196

痰泄治验案 …………………………………… 198

便泄气撑以泄为快案 ………………………… 198

久泻心脾两虚案 ……………………………… 199

理脾温中治嗜饮多湿泻利案 ………………… 200

妊娠嗳噫便泄案 ……………………………… 200

和中培土治泻久伤脾案 ……………………… 201

轻剂疏解治热泻兼表证案 …………………… 201

温中泄木治久泻案 …………………………… 202

清化浊热治五更泄泻案 ……………………… 203

脾经受风腹痛作泻案 ………………………… 204

脾经积湿兼表作泻案 ………………………… 205

寒湿凝滞膀胱致小腹痛泻案 ………………… 206

温固摄纳治脾泄不止案 ……………………… 207

辛热固涩治寒气内锢痛泻案 ………………… 207

土虚木乘致窜痛暴泻案 ……………………… 208

补土生金治久咳增泻案 ……………………… 209

长食山芋治脾泄便溏案 ……………………… 209

脾肾两虚泄泻案 ……………………………… 210

猪苓汤利小便以实大便案 …………………… 211

清气和中治便泻腹痛案 ……………………… 212

扶脾渗湿治便泻苔厚面浮案 ………………… 213

停食久泄治验案 ……………………………… 214

木旺犯土致泻案 ……………………………… 215

湿热中阻治腹痛便泻案 ……………………… 216

过饮致泻误用提补案 ………………………… 217

化湿理气治便泄案 …………………………… 218

健脾利水治便溏腿足痛案 …………………… 219

健脾消滞治小儿便泻腹大案 …………………… 220

培土补火膏方治泄案 …………………… 220

重镇回阳治吐泻神迷案 …………………… 221

气营两治止泻通经案 …………………… 222

缓培气阴治脾泄案 …………………… 223

心身共调治便泄案 …………………… 224

中气不足肝阴亏虚木火上冲作呕作泻案 ……… 225

分利渗湿法治湿郁伤脾泄泻案 ……………… 226

气血两虚腹痛腹膨腹鸣便溏案 ……………… 226

脾虚久泄治以培土和中案 …………………… 227

气虚下陷泄泻治用加味补中益气汤案 ………… 228

脾肾两虚五更泄泻汤剂丸方并施案 …………… 228

桂附养脏汤救治口疮腹泄危症案 ……………… 229

益火资土汤治口疮腹泄案 …………………… 230

病后胃气方苏脾虚不运纳少便溏案 …………… 231

脱肛初愈潮热口渴泄泻案 …………………… 232

脾肾阳虚腹鸣晨泄案 …………………… 233

穆瑞庭发热腹痛泄泻案 …………………… 233

胸腹作痛肢冷便溏治用甘温扶中案 …………… 234

积虚泄泻治用血肉有情之品案 ……………… 234

暑热食滞暴注下迫案 …………………… 236

便溏日久消瘦脉软治宜健中温补案 …………… 236

腹痛泄泻无脉可诊案 …………………………………… 237

脾虚失运木郁气滞腹痛泄泻顺时而治案 ………… 238

寒暑相搏腹痛泄泻治拟胃苓汤加味案 ………… 239

湿食蕴积脾胃治先调理中州案 ………………… 240

热补通阳法治寒湿泄泻案 …………………………… 241

湿困中阳痞闷便溏治以调中化湿案 ………………… 241

附论文 ………………………………………………… 243

腹泻型肠易激综合征疗法集粹 ………………… 243

🕸 胃热伤食泄泻发狂案 🕸

一女人因泄泻发狂言，六脉紧数，乃胃中积热也。询其丈夫，因吃胡椒、生姜太多，以致泄泻，五日后发狂言，令服黄芩知母汤而愈。平日恣啖炙爆，喜食椒姜，胃中积热者，有此一证，临证自明，然亦希遇。更有泻脱津液，致舌苔干燥，发热神昏，谵妄不宁者，此脾肾大虚，法当温补。若用寒凉，虚脱立见。（《扁鹊心书》）

🕸 **【评议】** 本案患者因过食辛热之胡椒、生姜导致胃中积热而下迫泄泻，并且热扰神明而发狂言，临证并不常见，其中"六脉紧数"，是辨为"胃中积热"的关键点，治用苦寒清热而获效。本案胡珏参论：更有泄泻，导致津液耗伤，表现出"舌苔干燥"，切不可用寒凉之剂，当用温补脾肾之法，否则易导致虚脱。同样是泄泻发狂言，由于病情病性不同，治法方药迥异，辨证的要点在察舌苔、脉象。

🕸 灸药结合治愈脾胃阳气虚弱并感受湿寒案 🕸

征南副元帅大忒木儿，年六旬有八，戊午秋征南，予从之。过扬州十里，时仲冬，病自利完谷不化，脐腹冷疼，足胻寒，以手搔之，不知痛痒。尝烧石以温之，亦不得暖。予诊之，脉沉细而微，予思之，年高气弱，深入敌境，军事烦冗，朝暮形寒，饮食失节，多饮乳酪，履于卑湿，阳不能外固，由是清湿袭虚，病起于下，故脐寒而逆。《内经》云：感于寒而受病，微则为咳，盛则为泄为痛。此寒湿相合而为病也，法当急退寒湿之邪，峻补其阳，非灸不能病已。先以大艾炷于气海，灸百壮，补下焦阳虚。次灸三里二穴各三七壮，治脐寒而逆，且接引阳气下行。又灸三阴交二穴，以散足受寒湿之邪，遂处方云；寒淫所胜，治以辛热。湿淫于外，平以苦热，以苦发之。以附子大辛热助阳退阴，温经散寒，故以为君。干姜、官桂，大热辛甘，亦除寒湿；白术、半夏，苦辛温而燥脾湿，故以为臣。人参、草豆蔻、炙甘草，甘辛大温，温中益气；生姜大辛温，能散清湿之邪；葱白辛温，以通上焦阳气，故以为佐。又云：补下治下，制以急，急则气味厚。故大作剂服之，不数服泻止痛减，足脐渐温，调其饮食，逾十日平复。明年秋，过襄阳，值霖雨，阅旬余，前证复作。再依前灸添阳辅，各灸三七壮，再以前药投之，数服良愈。

加减白通汤：治形寒饮冷，大便自利，完谷不化，脐腹冷痛，足脐寒而逆。

附子炮，去皮脐　干姜炮，各一两　官桂去皮　甘草

炙　半夏汤泡七次　草豆蔻面裹煨　人参　白术各半两

上八味㕮咀，每服五钱，水二盏半，生姜五片，葱白五茎，煎一盏三分，去渣，空心宿食消尽，温服。(《卫生宝鉴》)

❀【评议】　老年人体质虚弱，易受气候条件的影响，感受外湿外寒而致泄泻，劳役过度、饮食不节等因素致病也很常见。泄泻的证候表现往往比较严重，病情复杂。本案中临床表现表述清晰，病因病机分析透彻，治则治法明确，采用灸药结合治疗病证，取穴气海、足三里、三阴交，方用加减白通汤，峻补其阳，退寒湿之邪。药证相符，效如桴鼓。

❀ 土虚木贼致泄泻案 ❀

真定路总管刘仲美，年逾六旬，宿有脾胃虚寒之证。至元辛巳闰八月初，天气阴寒，因官事劳役，渴而饮冷，夜半自利两行。平旦召予诊视，其脉弦细而微，四肢冷，手心寒，唇舌皆有褐色，腹中微痛，气短而不思饮食。予思《内经》云：色青者肝也，肝属木。唇者，脾也，脾属土。木来克土，故青色见于唇也。舌者心之苗，水挟木势，制火凌脾，故色青见于舌也。《难经》有云：见肝之病，则知肝当传之于脾，故先实其脾气。今脾已受肝之邪矣，洁古先师云：假令五脏胜，各刑已胜，补不胜而泻其胜，重实其不胜，微泻其胜，而以黄芪建中汤加芍药附子主之。且芍药味酸，泻其肝木，微泻其胜。黄芪、甘草甘温，补其脾土，是重实其不胜。桂、附辛热，泻其寒水，又助阳退阴。饴糖甘温，补脾之不足，肝苦急，急食甘以缓之。生姜、大枣，辛甘大温，生发脾胃升腾之气，行其荣卫，又能缓其急。每服一两，依法水煎服之，再服而愈。(《卫生宝鉴》)

🔵【评议】《难经》云：见肝之病，则知肝当传之于脾，故先实其脾气。案中患者年过六旬，素有脾胃虚寒之证，又劳役遇寒，渴而饮冷，则夜半发为自利，四肢冷，腹中痛，气短不思饮食。罗谦甫诊之，察其唇舌皆有褐色，其脉象弦细而微，认为患者属土虚木贼之证，治以补虚泻实，补不胜而泻其胜，药方以黄芪建中汤加芍药附子治疗，以达补脾土，泻肝木，助阳退阴之功，升发脾胃之气，以求固本。

🌸 夏暑时节用附子温中汤治愈泄泻案 🌸

参政商公，时年六旬有二，原有胃虚之证。至元己巳夏，上都住，时值六月，霖雨大作，连日不止。

因公务劳役过度，致饮食失节，每旦则脐腹作痛，肠鸣自利，须去一二行乃少定，不喜饮食，懒于言语，身体倦困，召予治之。予诊其脉沉缓而弦，参政以年高气弱，脾胃宿有虚寒之证，加之霖雨及劳役饮食失节，重虚中气。《难经》云：饮食劳倦则伤脾。不足而往，有余随之。若岁火不及，寒乃大行，民病鹜溏。今脾胃正气不足，肾水必挟木势，反来侮土，乃薄所不胜乘所胜也。此疾非甘辛大热之剂，则不能泻水补土，虽夏暑之时，有用热远热之戒。又云：有假者反之，是从权而治其急也。《内经》云：寒淫于内，治以辛热。干姜、附子辛甘大热，以泻寒水，用以为君。脾不足者，以甘补之，人参、白术、甘草、陈皮，苦甘温以补脾土。胃寒则不欲食，以生姜、草豆蔻辛温治客寒犯胃。厚朴辛温厚肠胃，白茯苓甘平助姜附，以导寒湿。白芍药酸微寒，补金泻木以防热伤肺气为佐也，不数服良愈。

附子温中汤：治中寒腹痛自利，米谷不化，脾胃虚弱，不喜饮食，懒言语，困倦嗜卧。

干姜炮　黑附子炮，去皮脐，各七钱　人参去芦　甘草炙　白芍药　白茯苓去皮　白术各五钱　草豆蔻面裹煨，去皮　厚朴姜制　陈皮各三钱

上十味㕮咀，每服五钱，或一两，水二盏半，生

姜五片，煎至一盏三分，去渣，温服，食前。（《卫生宝鉴》）

❀【评议】 易水学派李东垣与其弟子罗天益（谦甫）在诊治老年泄泻方面有独到经验，反映在李东垣《脾胃论》和罗谦甫《卫生宝鉴》的医案中。易水学派中老年泄泻治法有顾护脾胃，重视升阳之法；温补脾胃，兼顾他脏；伴见他病的，须标本兼顾。本案中患者原有胃虚之证，又外受寒湿之邪，夹杂劳役，饮食失节，以致中气更虚，导致脐腹作痛，肠鸣自利，纳差，懒言，困倦。虽是夏暑时节，有用热远热之戒，但是更应遵循"辨证论治，药证相符"的治则，正所谓"夏日有寒不忌四逆，冬令伏温可用芩翘"。遂以附子温中汤方治疗而愈。可见罗氏治病颇有见地，用药不拘一格。

❀ 大暑之时得内寒之病当从乎中治案 ❀

郝道宁友人刘巨源，时年六十有五，至元戊寅夏月，因劳倦饮食不节，又伤冷饮，得疾。医者往往皆以为四时证，治之不愈。逮十日，道宁请太医罗谦甫治之。诊视曰：右手三部脉沉细而微，太阴证也。左手三部脉微浮而弦，虚阳在表也，大抵阴多而阳少。

今所苦身体沉重，四肢逆冷，自利清谷，引衣自覆，气难布息，懒语言，此脾受寒湿，中气不足故也。仲景言下利清谷，急当救里，宜四逆汤温之。《内经》复有用热远热之戒，口干但欲嗽水，不欲咽，早晨身凉而肌生粟，午后烦躁，不欲去衣，昏昏睡而面赤，隐隐红斑见于皮肤，此表实里虚故也。内虚则外证随时而变，详内外之证，乃饮食劳倦，寒伤于脾胃，非四时之证明矣。治病必察其下，今适当大暑之时，而得内寒之病，以标本论之，时为标也，病为本也。用寒则顺时而违本，用热则从本而逆时，此乃寒热俱伤，必当从乎中治。中治者，温之是也。遂以钱氏白术散加升麻，就本方加葛根、甘草以解其斑；少加白术、茯苓以除湿而利其小便也。人参、藿香、木香，安脾胃，进饮食。㕮咀，每服一两煎服，再服斑退而身温，利止而神出。次服异功散、治中汤辛温之剂，一二服，五日得平，止药。主人曰：病虽少愈，勿药可乎？罗君曰：药，攻邪也。《内经》曰：治病以平为期。邪气既去，强之以药，变证随起。不若以饮食调养，待其真气来复，此不药而药、不治而治之理存焉。从之，旬日良[①]愈。(《卫生宝鉴》)

●【评议】 本案症情发作恰遇大暑之时，众医者

---

① 良：确；真。

皆以为四时之证，但治之不愈。罗氏察病诊脉，揆度病机，以为属本虚标实之证，应以标本论治，本为太阴脾虚之证，标为大暑之时，治当从中，宜温之，方选钱氏白术散。宋·《太平惠民和剂局方》中有云其治"小儿脾胃久虚，呕吐泄泻，频并不止，津液枯竭，烦渴多燥，但欲饮水，乳食不进，羸困少力，因而失治，变成风痫，不问阴阳虚实，并宜服之。"可见该方与本例病机十分契合，故一两服后便获效明显。盖脾胃为后天之本，罗氏认为药乃攻邪之品，因而十分重视饮食调养，即所谓"不药而药，不治而治"也。

四神丸治愈肾泄案

侍御①沈东江之内，停食腹痛作泻，以六君加木香、炮姜而愈。后复作，传为肾泄，用四神丸而安。（《校注妇人良方》）

【评议】 四神丸出《证治准绳》。方中补骨脂补命火，散寒邪，为君药；吴茱萸温中散寒，肉豆蔻温暖脾胃，涩肠止泻，均为臣药；五味子收敛固涩，是为佐药；生姜暖胃散寒，大枣补益脾胃，同为使药。

---

① 侍御：侍奉君主的人员。

共成温肾暖脾，涩肠止泻之功。

🌺 妇人五更作泻二十载复患痢案 🌺

一妇人年逾五十，不食夜饭，五更作泻，二十年矣。后患痢，午前用香连丸，午后用二神丸，各二服而痢止。又用二神丸数服，而食夜饭，不月而形体如故。（《校注妇人良方》）

●【评议】 香连丸出《太平惠民和剂局方》，药用木香、黄连，是治痢疾的传世名方，堪称药简力专；二神丸载于《普济本事方》卷二，药用补骨脂、肉豆蔻二味，另加姜、枣同用，功效温脾益肾。案中妇人年过五旬，素体脾肾虚弱，又感外邪发作痢疾，午前以香连丸行气止痛，祛邪止痢，午后以二神丸调治温脾补肾以固本，标本兼施而获安。

🌺 血疾经久不愈致脾肾两虚泄泻案 🌺

吴江史玄年母，素有血疾，殆将二纪，平居泄泻，饮食少思，面黄中满，夏月尤甚，治血之药，无虑数百剂，未尝少减。余以为脾肾虚损，用补中益气汤送二神丸，复用十全大补汤煎送前丸，食进便实，病势顿退。若泥中满忌参、术，痰痞忌熟地，便泄忌

当归，皆致误事。(《校注妇人良方》)

⚫【评议】 案中"若泥中满忌参、术，痰痞忌熟地，便泄忌当归，皆致误事"等语，当引以为鉴。本例不拘泥于中满、便泄表象，抓住脾胃虚损的本质而治，即前贤所说"有是证即用是药"，故获捷效。

🏵 夏月贪凉中寒致吐泄案 🏵

吴球治一人，暑月远行，渴饮泉水，至晚以单席阴地上睡，顷间寒热，吐泻不得，身如刀刮而痛。寒症可知。医曰：此中暑也。进黄连香薷饮一服，次以六和汤，随服随厥。吴诊其脉，细紧而伏，曰：此中寒也。众皆笑曰：六月中寒，有是事乎？吴曰：人肥白，素畏热，好服凉剂，况远行途中饮水必多，今单席卧地，夏月伏阴，深中寒气，当以附子理中汤大服乃济。舍时从症。病者曰：吾在家，夏常服金花黄连丸，今途中多服益元散及瓜水，因得此患。吴曰：此果然也。用之，甚效。按张仲景曰：夏月阳气在表，胃中虚冷，故欲着腹衣。今人酷热，日取风凉，夜多失盖，饮水食瓜果，多服凉剂，或以井泉浴体，久而不成患者鲜矣。(《名医类案》)

【评议】　患者夏日常服金花黄连丸，途中又食益元散及瓜水，饮冷贪凉，晚睡单席阴凉之地，终致寒邪长驱直入，侵袭人体致病，其属"阴暑"之证，殆无疑义。故吴氏一反患者平日常服的寒凉方药，用附子理中汤温补脾肾，祛除阴寒而获卓效。由是观之，临证治病当细审患者的生活习惯、服药情况等，这有利于临床辨证论治。

黄芪补胃汤治愈胃泄案

东垣治一人，一日大便三四次，溏而不多胃泻，有时作泻，腹中鸣，小便黄。以黄芪、柴胡、归身、益智、陈皮各三分，升麻六分，炙甘草二钱，先生得手处在此。红花少许，红花少用入心，养血补火以生土引经，妙。作一服，名曰黄芪补胃汤，水二盏煎一盏，稍热食前服之。（《名医类案》）

【评议】　李东垣是补土派的代表人物，以喜用补脾升阳方药著称，本案即是其例。方中黄芪与柴胡、升麻、炙甘草相配，有益气升阳举陷之功，黄芪配归身，益气养血力著，益智仁温脾益肾，陈皮理气健脾，妙在用红花少许，养血补火生土引经。诸药配伍，共奏补益脾气，升阳止泻之效。

五味子合吴茱萸治愈五更初晓肾泄案

一人五更初晓时必溏泄一次，此名肾泄。以五味子二两，吴萸半两，即二神丸。用细粒绿色者，二味炒香熟为度，细末之，每服二钱，陈米饮下，数服而愈。《内经》曰：肾者，胃之关也。关门不利，故聚水而生病也。(《名医类案》)

【评议】 关于五味子一药的论述，李杲谓：治泻痢，补元气不足，收耗散之气。吴茱萸有温中，止痛，理气，燥湿之功，治脏寒吐泻，脘腹胀痛，经行腹痛，五更泄泻等。五味子与吴茱萸相配，二者皆炒香，更增温补脾肾，祛寒止泄之功。治五更泻名方，即此二味加补骨脂，肉豆蔻。

脾胃阳衰致水湿内停泄泻之误治案

东垣云：予病脾胃久衰，视听半失，此阴盛乘阳，加之气短，精神不足，此由弦脉令虚，多言之过，阳气衰弱，不能舒伸，伏匿于阴中耳。又值淫雨阴寒，时人多病泄利，此湿多成五泄故也。一日，体重肢痛，大便泄，并下者三，而小便秘涩。思其治法，按《经》云：大小便不利，无问标本，先分利之。又云：治湿不利小便，非其治也。皆当利其小便，必用淡味渗泄之剂利之，是其法也。噫！圣人之法，虽布在方册，其不尽者可以意求耳。今客邪寒湿之淫从外而入里，以暴加之，若从以上法度，用淡渗之剂，病难即已，是降之又降，是益其阴而重竭其阳，则阳气愈削，而精神愈短矣。是阴重强，阳重衰，反助其邪也。故必用升阳风药，以羌活、独活、柴胡、升麻各一钱，防风根半钱，炙甘草半钱，煎，稍热服。大法云：寒湿之胜，助风以平之。又曰：下者举之，得阳气升腾而去矣。又云：客者除之，是因曲而为之直也。夫圣人之法，可以类推，举一而知百也。若不达升降浮沉之理而概施治，其愈者幸也。为后学广开方便之门。（《名医类案》）

🌀【评议】 案中云："圣人之法，虽布在方册，其不尽者可以意求耳。""圣人之法，可以类推，举一而知百也。"东垣这种"师古而不泥古"的学习方法，很值得称道。又东垣在本案中告诫后人用药必知药之性味归经及升降浮沉，用药方可做到胸有成竹，否则即使有治愈的患者也不过侥幸而已。这对当今临床仍有重要的指导作用。夹注谓其"为后学广开方便之门"，确是至当之评。

张子和通因通用法治愈泄泻案

子和治一人，泻利不止如倾。众以为寒，治近二十载。非虚寒可知。脉之，两寸皆滑，子和不以为寒，所以寒者，水也。以茶调散涌寒水五七升，又以无忧散泻水数十行，当有所去，下乃愈。次以淡剂利水道，后愈。此通因通用法也。(《名医类案》)

●【评议】　本案中张子和根据脉象两寸皆滑判定病机为水湿内停，以泻水之法治疗取效，此为通因通用之法。通因通用，是反治法之一，是以通治通，即用通利药治疗具有实性通泄症状的病症。《素问·至真要大论》："寒因寒用，热因热用，塞因塞用，通因通用，必伏其所主，而先其所因。"临床上如瘀血内阻，血不循经所致的崩漏，如用止血药，则瘀血阻滞更甚导致血难归其经，则出血难止，因此当活血化瘀，瘀去则血自归经而出血方止。再如湿热下注而致的淋证，见尿频、尿急、尿痛等症，以利尿通淋而清其湿热，则症自消。这些都是针对邪实的本质而治的。

脾虚湿盛肝木乘之致洞泄案

一僧脏腑不调，三年不愈。此洞泻也，以谋虑不决而致。肝主谋虑，甚则乘脾，脾湿下行。乃上涌痰半盆，又以舟车丸、浚川散下数行，仍使澡浴出汗，自是日胜一日，又常以胃风汤、白术散调之。(《名医类案》)

⚫【评议】 程曦曰：观飧泄、洞泄之论，总不离乎木气克土，故治洞泄，皆仿飧泄之法，然其中之虚实，当细别之。本案湿邪为标，脾虚为本，先以涌吐之法，又以行气利水之舟车丸，攻积逐水之浚川散，以及湿从汗解之澡浴之法，即汗、吐、下三法以祛湿邪，再以扶正固本之方剂调治而安。

❀ 提壶揭盖法治愈泄泻案 ❀

丹溪治一老人，右手风挛多年，积痰见症。九月内患泄泻，百药不效。右手脉浮大洪数，此太阴经有积痰，肺气壅遏，不能下降大肠，虚而作泻，当治上焦治上焦妙。用萝卜子擂，和浆水、蜜，探之而吐大块胶痰碗许，随安。(《名医类案》)

⚫【评议】 肺主气，为水之上源，肺气壅遏，不能通调水道，下输膀胱，以致小便不利，水湿潴留，而为泄泻，即《黄帝内经》"湿盛则濡泻"是也。故丹溪应用单方探之而吐痰碗许，如是则肺气宣通，小便得利，而泄泻自止。

🌺 小儿饮食失节致疳虫泄泻案 🌺

一富儿面黄，善啖易饥，非肉不食，泄泻一月。脉大，以为湿热，当脾困而食少，今反形健而多食不渴，此必疳虫也。验其大便，果有蛔，令其治虫而愈。至次年夏初复泻，不痛而口干。朱曰：昔治虫而不治疳故也。以去疳热之药，白术汤下，三日而愈。后用白术为君，芍药为臣，川芎、陈皮、黄连、胡黄连，入芦荟为丸，白术汤下。禁肉与甜瓜，防其再举。（《名医类案》）

🌑 【评议】 本例小儿过食肥甘厚味，食滞伤脾，饮食失节致腹内生虫，发生疳虫一症，引起泄泻，治以驱虫获愈，但疳热未除，脾虚之本未固，次年复发泄泻，后用去疳热，健脾胃之药而泻止。并嘱禁忌肉食及甜腻之品，以防滋腻碍胃，复伤脾胃。

🌺 脾虚伤食泄泻案 🌺

一老人味厚伤脾，常脾泄。芍药酒炒一两，白术炒二两，神曲一两，山楂一两五钱，黄芩五钱，炒半

夏一两汤泡，为末，荷叶饭丸。(《名医类案》)

🌑【评议】《丹溪心法·泄泻》："伤食泻，因饮食过多，有伤脾气，遂成泄泻。"脾胃乃后天之本，年老体弱者易脾胃虚弱，加之过食厚味之品，食滞胃肠，影响脾胃运化，导致泄泻。治疗当消食导滞，健脾助运。案中所用药物颇为对证。少佐黄芩者，以防积久化热，这与"保和丸"中的连翘有异曲同工之妙。

🪷 嗜食鱼腥致痰积肺肠泄泻案 🪷

一老人禀厚形瘦，夏末患泄泻，至秋深治不愈，神不悴，溺涩少不赤，脉涩颇弦，膈微闷，食减。前案因手风挛，见浮大洪数之脉，以吐而愈泻。此案脉涩颇弦，因膈微闷而用吐，可见不凭在脉。因悟曰：必多年沉积澼在肠胃。询之，嗜鲤鱼，三年无一日缺。朱曰：此痰积在肺，肺为大肠之脏，宜大肠之不固也，当澄其源而流自清。以茱萸、陈皮、青葱、蓖苜根、生姜浓煎，和砂糖，饮一碗，探吐痰半升如胶，利减半。次早又饮之，又吐半升，利止。与平胃散加白术、黄连调理，旬日而安。(《名医类案》)

🌑【评议】涌吐法为八法之一，又称"吐法"，是一种选用具有催吐作用的药物、穴位或其他能引起呕吐的物理刺激（如羽毛探喉引吐），以使宿食停痰或毒物随呕吐而排出的方法。适用于痰涎阻塞咽喉，或误食毒物不久，或食物停滞胃脘，胀满疼痛等病症。本例因痰积在肺，肺与大肠相表里，以致大肠不固而泄泻，故用吐法祛除肺中胶痰，使大肠恢复正常功能而泻止，此腑病治脏之经典案例。又"辨证求因，审因论治"是中医治病的基本原则，是患的病因，在于常年嗜食鱼腥之品，积湿生痰所致。案中所谓"当澄其源而流自清"即审因而治是也。

小续命汤加减治愈泄泻案

吕沧洲治一人，病下利完谷。众医咸谓洞泄寒中，日服四逆、理中等，弥剧。诊其脉两尺寸俱弦长，右关浮于左关一倍脾入逆肝，其目外眦如草滋。脉浮色青，非风而何？盖知肝风传脾，因成飧泄，非脏寒所致。饮以小续命汤，减麻黄，加白术，三五升痢止。续命非止痢药，饮不终剂而痢止者，以从本治故也。（《名医类案》）

●【评议】 吕氏据脉辨证，断定"肝风传脾"系本例飧泄的病机所在，故力排众议，以小续命汤加减治疗。盖小续命汤方出自《备急千金要方》卷八。由麻黄、防己（《外台》引崔氏不用防己）、人参、黄芩、桂心、甘草、川芎、芍药、杏仁各一两，附子一枚，防风一两半，生姜五两组成。功效祛风扶正。吕氏以之减麻黄加白术，更添健脾扶正之力，不局限于症状，从本治疗而获奇效。值得一提的是，用小续命汤治泄泻，古往今来较为少见，足见吕氏匠心独运，颇具巧思。

🦋 肝风乘脾泄泻误作休息痢案 🦋

一夫人病飧泄弥年①，医以休息利，治之苦坚辛燥之剂，弗效。时秋半，脉双弦而浮<small>浮弦为风</small>。曰：夫人之病盖病惊风，非饮食劳倦所致也。肝主惊，故虚风自甚，因乘脾而成泄。今金气正隆尚尔，至明春病将益加。法当平木之太过，扶土之不及，而泄自止。夫人曰：侬寓南闽时，平章燕公，以铜符密授，因失心惧，由是疾作。公言信然。以黄犊牛肝，和以攻风健脾之剂，服之逾月，泄止。（《名医类案》）

🌸 【评议】 此亦"审因论治"之案例。是患得之于惊，肝风由生，横逆犯脾，飧泄乃作，前医误诊为休息痢而投苦坚辛燥之剂，是以不效。后医细究病

---

① 弥年：经年，引申为常年，整年的意思。

因，辨证为肝风乘脾而用祛风健脾之法，遂获效验。

清暑益气汤治脾虚中满伤于暑湿案

滑伯仁治一人，暑月患中满泄泻，小便赤，四肢疲困，不欲举，自汗微热，口渴，且素羸瘠。众医以虚劳，将峻补之。伯仁诊视，六脉虚微。曰：此东垣所谓夏月中暑，饮食劳倦，法宜服清暑益气汤。投三剂，而病如失。（《名医类案》）

【评议】《脾胃论》中清暑益气汤主治平素气虚，又受暑湿，身热头痛，口渴自汗，四肢困倦，不思饮食，胸满身重，大便溏薄，小便短赤，苔腻，脉虚者。而王孟英《温热经纬》中清暑益气汤除用于清暑益气之外，重在养阴生津（用石斛、麦冬）。临床运用当根据患者症情，灵活思辨，辨证施治。

艾灸百会穴治愈泄泻案

黄子厚治一富翁，病泄泻弥年。礼致子厚，诊疗浃旬，不效。子厚曰：予未得其说。求归。一日读《易》，至乾卦天行健，朱子有曰：天之气运行不息，故阁得地在中间，如人弄椀珠，只运动不住，故在空中不坠，少有息则坠矣。因悟向者富翁之病乃气不能举，为下脱也。又作字，持水滴吸水，初以大指按滴上窍则水满筒，放之则水下溜无余。乃豁然悟曰：吾能治翁症矣。即往，至则为治，艾灸百会穴督脉穴，未三四十壮而泄泻止矣。妙法。（《名医类案》）

🌸【评议】　本案中黄子厚治富翁，初不得法，因而不效。后从《易经》中悟得患者病机乃脾虚不能固摄，中气下陷所致，遂治以艾灸百会穴而泄止。百会穴首见于《针灸甲乙经》，又名三阳五会，《会元针灸学》载："百会者，五脏六腑奇经三阳百脉之所会，故名百会。"其属督脉经腧穴，督脉为"阳脉之海"，该穴位于头部，头为诸阳之会，本穴处于人之头顶，在人的最高处，又是手、足三阳经与督脉的交会穴，故而艾灸本穴时具有良好的升阳举陷、益气固脱功效。

🌸 脐疗治愈泄泻案 🌸

虞恒德治一人，泄泻日夜无度，诸药不效。偶得一方，用针沙、地龙、猪苓三味，共为细末，生葱捣汁，调方匕，帖脐上，小便长而泻止。（《名医类案》）

🌸【评议】　本案中用药简洁，治法颇具特色，以三味药研为细末，生葱捣汁，外用敷贴在脐部，以

"分消走泄"之法，通利小便，使大便成形。方中针沙具有除湿，利水，补血之功；地龙功效利尿通淋，通经活络，清热息风，清肺定喘；猪苓功效为利水渗湿；葱汁气味性散，调以上三药为丸，敷于脐部，其升散之性有利于诸药性通过脐部吸收进入发挥功效，避免口服有伤脾胃。脐在腹部中央，是人体的一个重要的经穴，与经络有非常密切的关系，中医称之为十二经络之根；神阙穴居脐中央，是任脉的一个重要穴位（任脉为经之海，因此刺激此穴对五脏六腑具有调节作用）。因此，将药物直接敷贴于患者脐部，激发经络之气，疏通气血，调理脏腑，可以起到较好的治疗作用。方币，系古代量取药末的器具名。其形状如刀匕，大小为古代一寸正方，故名。一方寸匕约等于 2. 74 毫升，盛金石药末约为 2 克，草木药末为 1 克左右。

健脾疏风燥湿法治愈泄泻案

罗山人治王厚宇一婢，年三十余，长夏患泄泻身凉，四肢厥冷，昼夜数次，皆完谷不化，清水如注，饮食下咽，即泄出不变，已经六七日。一医用药不效，谓肠直，症在不治。诸罗视之，六脉沉伏无力而涩，乃脾虚受湿，为肝木所乘，乃五泄之一，非怪证也。法当健脾疏风燥湿，升提其下陷之气。以五苓散加苍术、羌活、防风、炮姜、半夏、厚朴、芍药加药妙，一服十去七八。再以二陈加二术、砂仁、白芍、厚朴、曲蘖，调理数剂而安。(《名医类案》)

● 【评议】 案中他医误作"肠直"，认为此症不治。但罗氏诊查后，发现其脉象六脉沉伏无力而涩，认为脾虚受湿，湿为阴邪，困阻脾阳，格阴于外出现四肢逆冷之症，肝木乘脾土，而导致泄泻，饮食入胃后即泄出完谷不化等症亦皆属于脾阳不足运化失常所致。方用五苓散加味治疗，功在温阳化气，利湿行水。妙在加芍药一味，有养血柔肝之功，以泻肝木之过，诸药合用，贴合病机，故获良效。然此等病症，一般由脾肾阳虚或命门火衰引起，临床多采用附子理中汤治疗。

❀ 凭脉诊治吐泄案 ❀

程仁甫治一妇人，七十岁，清闲厚味，六月患吐泻腹痛，口渴倦怠，三日夜不止。先医用藿香正气散，不效。程诊，六脉滑数不匀。曰：暑令西照，受热明矣；吐泻三日夜，脾胃伤矣。用六君去甘草，加

麦芽、山楂、姜连、藿香、乌梅，煎熟，徐徐服之，再用香连丸，顿止。(《名医类案》)

●【评议】 脉滑数主实热、食滞、痰饮等，因其已吐泻三日夜，必致脾胃损伤，病机明确，治以六君子汤去甘草加味。六君子汤功效益气健脾，燥湿化痰，加麦芽、山楂，健脾消食开胃，姜连和胃降逆清热止泄，藿香祛暑行气止泄，乌梅酸涩养阴生津涩肠止泄，徐徐服之，有利于胃肠受纳，再以香连丸清热化湿、行气止泄而安。

❀ 凭六脉浮大而右关尤甚辨治泄泻案 ❀

江篁南治一人，病泻困倦，胸满胀。江切其脉，告曰：此寒凉伤脾胃也。以四君加陈皮、香附、山楂、枳实、姜、枣、莲实，数剂而安。病者曰：某尝夏秋患滞下，已而作泻腹痛，医以茱萸、补骨脂作丸，服三四两，不效。更医，以三黄丸，服过五两，食减。又更一医，以菊花、苓、连等药投之，一日作七八度，遂病如是。所以知其人脾胃伤者，六脉浮大而右关尤甚也。论脉妙。(《名医类案》)

●【评议】 《医学集成·六脉真辨》曰"脉法所言，浮为表、沉为里；迟为寒，数为热……然疑似中尤有真辨，不可不察。如浮虽属表，而凡阴虚血少，中气亏损，脉必浮而无力，是浮不可概言表。"右关属脾胃中焦，案中患者六脉浮大右关甚，江氏凭脉明确病机，为"寒凉伤脾胃也"，这在患者追忆治疗经过时得以印证。方用四君子汤加味治疗，数剂而安。

五苓散加参术治愈泄泻危证案

江应宿治余氏仆，年十七岁，五月初患泄泻，至六月骨瘦如柴，粒米不入者五日矣，将就木。诊其脉，沉细濡弱而缓。告其主曰：湿伤脾病也。用五苓散加参、术各三钱，不终剂而索粥，三剂而愈。（《名医类案》）

● 【评议】《素问·玉机真脏论》曰："脉细，肢寒，气少，泄利前后，饮食不入。"此乃危重病症。本例患者泄泻，骨瘦如柴，粒米不入五日，已经危在旦夕。但脉象反应病机湿邪伤脾，治法以补气健脾，利小便而实大便。方用五苓散温阳化气，利湿行水，加参、术补气健脾。三剂即愈。可见方证相对，对于行将就木之危证也起到了起死回生之效。中医能治危急病症，于此可见一斑。

肾虚脾中积热泄泻案

黄水部新阳公，患脾肾泄十余年，五鼓初必腹痛，数如厕，至辰刻共四度，巳午腹微痛而泄，凡七八度，日以为常，食少，倦怠嗜卧。诊得右关滑数，左尺微弦无力，此肾虚而脾中有积热病也。投黄连枳术丸，腹痛除，渐至天明而起。更与四神丸、八味丸，滋其化源，半年饮食倍进而泄愈矣。（《名医类案》）

【评议】 五更泄泻多因脾肾阳虚，火不生土所致。本例凭证参脉，辨证为"肾虚而脾中有积热病也"，即本虚标实之证。故首用黄连枳术丸清热化湿，行气健脾，得效后，续用四神丸、八味丸补火生土，终获痊愈。治法区分标本缓急，用药井然有序，宜其取效也。

中焦食积痰泻如羸状案

吴九宜先生，每早晨腹痛泄泻者半年，粪色青，腹膨脖，人皆认为脾肾泄也。为灸关元三十壮，服补脾肾之药皆不效，自亦知医，谓其尺寸俱无脉，惟两关沉滑，大以为忧，以人言泄久而六脉将绝也。予为诊之曰：君无忧，此中焦食积痰泄也，积胶于中，故尺寸脉隐伏不见。法当下去其积，诸公用补，谬矣！渠谓：敢下耶？予曰：何伤。《素问》云：有故无殒亦无殒也。若不乘时，久则元气愈弱，再下难矣。以丹溪保和丸二钱，加备急丸三粒，五更服之，已刻下稠积半桶，胀痛随愈。次日六脉齐见。再以东垣木香化滞汤，调理而安。渠称谢言曰：人皆谓六脉将绝为虚极，公独见之真而下之，由公究理深邃，故见之行事，著之谈论，皆自理学中来，他人何敢望其后尘。（《孙文垣医案》）

🌸【评议】 晨起痛泻是脾肾虚泻的典型症状，但前医用尽温补脾肾之法均不见效，可见此病非脾肾虚弱之泄泻。案中关于脉诊的描述比较到位，尺寸无脉而两关沉滑乃中焦食积痰阻之甚，故尺寸脉隐伏不见；而关脉沉滑，显系中焦实证，非虚象也。这也是该例辨证的着眼点，故用保和丸加备急丸消攻并施，荡涤中焦积滞，一剂见效。"大实有羸状，至虚有盛候"，此之谓也。善于拨开假象见本质者，堪称医林高手。

🌸 中焦痰积湿热泄泻案 🌸

丁文学长令姊，常患晕厥，吐痰碗许乃苏，一月三五发，后又口渴，五更倒饱，肠鸣腹疼，泄泻，小水短涩，咳嗽。余脉之，两寸濡弱，两关滑大，此中焦痰积所致也。先与二陈汤，加苍术、山楂、麦芽以健脾祛湿为臣，以白芍药止痛为君，以滑石、泽泻引湿热从小便出为佐，黄芩为裨佐。十帖，二阴之痛俱止，改以六味地黄丸加黄柏、知母、牛膝，服之而安。（《孙文垣医案》）

❀【评议】 本例脉象见寸脉濡，关脉滑大，孙氏结合症状，认为系中焦有痰积，有湿热之象。治以健脾化痰祛湿清热为法。方选二陈汤加味，采用分消走泄引湿热从小便出，药后顽疾即除，再以六味地黄丸加黄柏、知母、牛膝清热健脾固本而安。

❀ 痰嗽泄泻案 ❀

王敬泉内眷，患痰嗽，腹饱胀，泄泻肠鸣，里急后重，发热，口鼻之气如火塞。以六君子汤，加山楂、麦芽、柴胡、秦艽、青蒿、白芍药、益智仁，与香连丸兼服，两剂，气舒嗽减，大便结实，鼻仍塞。前方加川芎，减白芍药而安。（《孙文垣医案》）

❀【评议】 本案乃扶正祛邪，补消兼用之法，其对泄泻肠鸣，里急后重之治，尤得力于行气化湿，清热止泻的香连丸。

🏵 君相火衰泄泻案 🏵

上舍张怀赤，每早晨肠鸣泻一二度，晚间泻一度，年四十二，且未有子。予诊之，尺寸短弱，右关滑大。予谓此中焦有湿痰，君相二火皆不足，故有此症。以六君子汤加破故纸、桂心、益智仁、肉豆蔻煎服，泻遂减半。又以前药加杜仲为丸，服之而愈，次年生子。（《孙文垣医案》）

🏵【评议】 本案从患者脉象右关滑、尺寸短弱，断其病机为痰湿阻滞中焦，君相二火不足。方用六君子汤加温肾固涩之品，紧扣病机，故应手取效。此案足见中医脉象诊病之精妙，值得吾侪细细体悟。

东垣益胃升阳渗湿汤加减治愈 脾胃虚寒型泄泻案

吴仲峰先生邀予诊，时为仲秋初二日也，六部皆沉微，而左尤甚，隐隐又如珠丝之细，症则原以肠风去血，过服寒凉，致伤脾胃，自春至秋，脾泄不愈，日夜十二三行，面色黄白带青，两颐浮肿，四肢亦浮，小水不能独利，利必与大便并行，肠鸣，四肢冷，口不渴，饮食大减，口唇龈肉皆白。其为人也，多忧思。夫四肢者，脾之所主，清冷为阳气不充。两颐乃肾经部位，浮肿益见肾气之不足也。脉沉微与面色黄肿，皆属于湿。书云：诸湿肿满，皆属脾土。合脉症观之，由脾虚不运，积湿而然，虚寒明矣。病至此，势亦甚危，第形症相符，色脉相应，又能受补，庶几可生也。法当大温补升提。以东垣益胃升阳渗湿汤加减调理。人参三钱，白术五钱，黄芪二钱，茯苓、益智仁、苍术、泽泻各一钱，大附子五分，炮姜、炙甘草、升麻、防风各五分，连服八帖，诸症悉减。乃嘱之曰：病虽暂愈，宜戒生冷、忧思，庶服药有效，切勿轻犯，犯之非药石可回也。翁曰：诺，敢不唯命？（《孙文垣医案》）

⊛【评议】　本例泄泻，孙氏脉症合参，对其病因、病机、病位、病性分析入微入细，辨证为"脾虚不运，积湿而然"，属虚寒型泄泻，遂以东垣益胃升阳渗湿汤治之而愈。纵观本案，理法方药环环相扣，尤其是案中所谓"形症相符，色脉相应，又能受补，庶几可生"等语，对临床判断疾病的转归和预后，很有参考价值。案末的医嘱，体现了预防为先的"治未病"理念。

🐚 温补下元兼以升举治泄泻案 🐚

姚惠斋先生，夜多泄泻，泻必三、五次，甚且十数次，小腹时作疼，按亦疼，口不渴，小便长，医半年不愈。予诊之，左寸滑，余五部皆濡弱。此阳气大虚，虚中有寒也。治当温补下元，兼之升举。人参一钱半，黄芪、白术各二钱，白芍药酒炒三钱，大附子五分，肉桂一钱，杜仲、补骨脂各一钱半，升麻、防风各七分，姜枣煎服。其夜大便减半，次早虽泻，俱是白积，如生豆汁状，小腹痛止。再诊之，右脉稍起，连服四帖而瘳。翁喜言曰：抱病半年，药无虚日，今收功于四剂，何速哉！认病真而投剂确也，敢不铭心。（《孙文垣医案》）

🐚【评议】 以方测证，本例泄泻当属脾肾阳虚，清气下陷所致。其辨证的着眼点在于夜多泄泻，口不渴，小便长，脉濡弱。此等病症，多见于年老体弱，肾气不足，或久病之后，肾阳受损，或房室无度，命门火衰等，以致脾失温煦，运化失职，水谷不化，而成泄泻。

🐚 上焦元气亏虚泄泻案 🐚

王谷泉，大便作泻，上身热，耳中壅塞，头眩晕，胸膈不宽，口渴，痰多，咳嗽，六脉俱濡弱，汗大出。此正气大虚，或由克伐太过所致，当以补养为先。人参、白术、白芍药酒炒各四钱，柴胡、石菖蒲、陈皮各一钱，炙甘草五分，泽泻、茯苓各一钱。两服而神清、膈宽、脾健，惟汗不敛，眩晕未除。再与人参、白术、黄芪、酒炒白芍药各二钱，炙甘草五分，大附子五分，桂枝三分，泽泻一钱而愈。（《孙文垣医案》）

❋【评议】 本案泄泻，虽有上身热，耳中壅塞，口渴，痰多等症，但六脉濡弱，汗大出，显属上焦元气亏虚，卫外不固使然。病因病机或感于邪，上先受之，迁延日久，虽邪气去而上焦元气耗伤，或素体肺气虚弱，肺与大肠相表里，大肠之气不固，遂成泄泻。因此当补虚为先，药用人参、白术、白芍益气健脾柔肝，柴胡升阳止泄，石菖蒲、陈皮燥湿化痰，泽泻、茯苓淡渗利湿。药后好转，但汗出未见改善，可见阳气不足，卫外不固，再以人参、白术、黄芪、酒炒白芍、炙甘草、附子、桂枝、泽泻合用，增强益气固表、调和营卫之功，遂获痊愈。

素有酒积腹痛泄泻案

吴小峰，年五十未有子，素有酒积作疼，晌午即泻，所下多稠粘之物。腹痛之疾，年已久矣。治当清洁中焦分湿热，兼养脾法。用白滑石三两，粉草、肉果各五钱，白芍药酒炒一两五钱，木香三钱，红曲四钱，神曲糊为丸，每早晚白汤送下二钱，服未竟而积除。始举一子。(《孙文垣医案》)

❀【评议】 本例泄泻，既得之酒积，鄙意方中宜加葛花、枳椇子以解酒毒，效当更佳。

❀ 补益中气治误用寒凉致泻脱案 ❀

吴东渠，年五十又七，因上年患疟，胸痞作胀，肌肉大削，因连服攻克太重，脾胃败坏，膝及跟踝皆浮肿，遍身发热口渴，小水短赤，舌上黄苔，舌心焦煤干燥。误服寒凉，大便连泻五六次，目不能开，手足无力，倦于言语。予诊之，六部俱浮大，按之豁然空虚。饮食不进，此中气大虚，元神俱脱，可畏之甚。即以人参、白术、茯苓、粉草、木香、葛根、酒炒白芍药，水煎服之。连进二帖，始能开目，渐出声言语，后以六君子汤去半夏加葛根、白扁豆、山药、藿香、苡仁、白芍药、石斛，调理而愈。(《孙文垣医案》)

❀【评议】 该案因患疟而连服攻伐之剂，伤及脾胃，医又不明脾胃阴津耗伤而误用寒凉，导致泄泻不止，中气大虚，元神俱脱。当此紧急关头，孙氏采用七味白术散加减健脾益气，兼养津液，挽回中焦之气阴，终至痊愈。本例危急重症未用参附汤等救脱之剂，可谓平淡中见奇效的典型例证。

❀ 肾虚痰饮泄泻足膝战摇案 ❀

一妇咳嗽，痰中有红，大便一日五六度，饮食极难下膈。才下膈腹中即不安，立时欲泻，必尽泻出乃止。肌肉消瘦，下午发热，热将发时，四肢先麻，两足膝皆战摇。两寸关脉滑数，两尺沉细，此虚中有实疾痰饮之候也。脉虽数，午后虽发热，不敢轻用寒凉，特为温补下元，庶关门有守，泻可止也。山茱萸、菟丝子、人参、破故纸、杜仲、山药、茯苓、泽泻、桂心、砂仁，服下甚安，四剂后，下体不战摇矣。但饮食腹中微疼，即欲登厕。前方减去山萸加白术、肉果、木香，八帖愈。(《孙文垣医案》)

❀【评议】 患者既有午后发热、痰中带血、关脉滑数之痰饮兼热证，又现泻下不止、肌肉消瘦、两足膝战摇不稳，尺脉沉细之肾虚证，这种虚实夹杂的证候，往往给医者辨证处方带来困扰，如何权衡值得思考。针对病情，孙氏明确应以温补下元为主，肾阳温煦，下利得止，足膝不摇矣。终至痊愈。如此复杂病机能准确决断，值得称道。

🌀 下元虚寒泄泻案 🌀

善易数者何洗心，每饮食稍冷，饘粥①或稀，必作胀泻。理脾之剂，历试不瘳，就予诊之。左三部皆濡弱，右寸亦然，关滑尺沉微，此下元虚寒所致，法当温补。以补骨脂、杜仲、菟丝子各二钱，山茱萸肉、人参、山药各一钱，白茯苓、泽泻各八分，肉果五分，数剂而愈。(《孙文垣医案》)

🌑【评议】 患者每饮食稍微偏凉或偏稀就作胀泄泻，结合脉象左三部濡弱，右关滑脉而尺部沉微，显属下元虚寒，脾不健运之象，治以温肾健脾益气渗湿。药以补骨脂、杜仲、菟丝子、山萸肉、山药温肾健脾，人参补脾益气，茯苓、泽泻健脾渗湿，肉果温中固肠。合之共奏温补脾肾，益气固肠之效，堪称法合方妥药当，值得师法。

🌀 郁火痰积肠鸣腹痛泄泻案 🌀

陈氏妇，肠鸣腹痛，大便溏泻，合目即汗出，下

---

① 饘(zhān)粥：稀饭。

午潮热。医谓潮热盗汗乃虚怯之症，加之泄泻，脾气坏矣，视为不治。浼①予诊之，右脉濡数，左脉洪数。予曰：此郁火痰积症也。盖忧伤肺，思伤脾，饮食因而不化，积而生痰，故腹痛溏泻。但理中焦，消去痰积可瘳也。以四君子汤加半夏曲、滑石、红曲、麦芽、苡仁、酒炒白芍药、酒炒黄连、牡蛎、桔梗，八帖而病去如释。（《孙文垣医案》）

⬤【评议】　本案前医认为其潮热盗汗为虚怯之症，再加泄泻，脾气已败，诊为不治。而孙氏凭脉参症，判断病机为郁火痰热遂以健脾化痰，清热消积为法。所用四君子汤加味，贴合病机，故能起沉疴，去痼疾。

🌸 泄泻误治案 🌸

吴鹤洲先生太夫人，年八十六，素有痰火，大便一日三四行，一夜两起，肠鸣，脐腹膨胀，脉三四至一止，或八至一止，诸医不知温补，妄以平胃散加黄连、山楂、白芍，一切苦寒之剂投之，克伐太过，因致腹疼。顾不咎其误，但谓年高而脉歇，至是为凶兆，辞去不治。逆予诊之。予曰：据脉书云：脉缓而止曰结，数而止曰促。今结脉非凶脉也，由寒湿之痰

---

① 浼（měi）：央求。

凝滞所致，法当温补下元，俾火得以生土，所谓虚则补其母者，当无恙矣。鹤洲公曰：寿算何如？予曰：两尺迢迢有神，寿征也，即百年犹未艾。以补骨脂、白术各三钱为君，杜仲二钱为臣，白茯苓、泽泻、陈皮、甘草各一钱为佐，肉豆蔻、益智仁各五分为使，四帖，大便实，惟肠鸣未止。减肉豆蔻加炮姜五分而安。寿果至九十有八。（《孙文垣医案》）

❀【评议】 补火生土是治命门火衰引起泄泻的良法。观本例处方，配伍合理，恰到好处，故奏效迅捷。案中孙氏凭脉断言太夫人两尺迢迢有神乃长寿之征，后果如其言，这侧面反映了中医脉学之精妙，孙氏诊脉技术之高超。

❀ 治泄泻药误案 ❀

无锡秦公安患中气虚不能食，食亦难化，时作泄，胸膈不宽，一医误投枳壳、青皮等破气药，下利完谷不化，面色黧白。仲淳用人参四钱，白术二钱，橘红钱许，干姜泡七分，甘草炙一钱，大枣，肉豆蔻，四五剂渐愈。后加参至两许全愈。三年后，病寒热不思食，他医以前病因参得愈，仍投以参，病转剧。仲淳至曰：此阴虚也，不宜参。乃用麦门冬、五

味子、牛膝、枸杞、芍药、茯苓、石斛、酸枣仁、鳖甲等十余剂愈。(《先醒斋医学广笔记》)

❁【评议】 本例前后两病，虽俱有"不思食"的症状，但一属中气虚寒而用理中汤加味获愈；一属胃阴不足而用酸甘养阴得瘥，充分反映了辨证施治的重要性。

🦁 治泄泻后虚弱腹胀不食案 🦁

从妹患泄后虚弱，腹胀不食，季父延诸医疗之。予偶问疾，见其用二陈汤及枳壳、山楂等味。予曰：请一看病者。见其向内卧眠，两手置一处，不复动。曰：元气虚甚矣，法宜用理中汤。恐食积未尽，进以人参三钱，橘红二钱，加姜汁、竹沥数匙。夜半思粥，神思顿活。季父大喜，尽谢诸医。再以六君子汤加山楂肉、砂仁、麦门冬调理之，数剂立起。(《先醒斋医学广笔记》)

❁【评议】 望诊是"四诊"之一。从坐卧姿态也可推断患者阴阳消长和正邪盛衰的情况。如卧而蜷曲，喜向里，多为阳虚寒证；卧而袒露，喜向外，多为阳盛热证。案中患者向内卧眠，两手置一处不动，可见喜静属阴属寒之证。辨证为元气虚甚，积食未尽。药以人参健脾益气温阳，橘红、竹沥化痰理气，姜汁温胃散寒，药后食欲初开，继续以六君子汤加味健脾益气而获愈。

伤酒泄泻不执酒性大热而治案

余于四旬之外，亦尝病此数年，其势已窘，因偏求治法。见朱丹溪曰：因伤于酒，每晨起必泻者，宜理中汤加葛根，或吞酒蒸黄连丸。王节斋曰：饮酒便泄者，此酒积热泻也，宜加黄连、茵陈、干姜、木香之属。薛立斋曰：若酒湿未散，脾气未虚，宜用此药分利湿热，若湿热已去，中气被伤，宜用六君调补中气。又曰：酒性大热，乃无形之物，无形元气受伤，当用葛花解醒汤分消其湿。凡此诸论，若已尽之，然朱、王二家之说，则不分寒热，皆用黄连，是但知酒之有热，而不知酒之有寒，乌足凭也。惟薛氏之说，虽亦云酒性大热，而所重在脾，诚若善矣，余因效之。初服葛花解醒汤，不效，继服六君子、补中益气汤，又不效，再服理中以至八味，俱不效。斯时也，计穷力竭，若无再生之望矣。因潜思熟计，料非峻补命门，终无益也。乃自制胃关煎、右归丸、一炁丹等方，以治其病，仍绝口不饮，以杜其源，调理年余，竟得痊愈。自后，始明性质之理，多得济人。向使己无确见，执信湿热之说，而妄用黄连、干葛清凉分利之剂，则焉望其有今日。即或自用稍迟，则既甚亦难挽矣。矧①今人之病此者最多，而是阴是阳，不可不辨。凡阳盛者，脾强胃健，而气不易夺者也，故治本无难，而泄亦无虑。阳衰者，脾肾既伤，则泄气最易，故宜防其无及，不可不为深虑也。若必以酒为热，则其为古法所误者，诚不少矣。（《景岳全书》）

● 【评议】　本案泄泻，初伤于酒，患病多年，治疗多从酒性大热或从湿热论治，过于偏执，终不获效。泄泻之病，若阳盛，脾胃之气健旺者，一般治疗较易，收效也速，但是若阳气衰败，先后天脾肾损伤，则治疗就相对困难。应当明辨病机，再立法处方，而非偏执地遵从古法而不作细辨。案中胃关煎方中熟地、干姜补肾阴，温肾阳；吴茱萸温中散寒；白术、扁豆、山药、甘草健脾燥湿。全方温肾暖脾，散寒温中，收敛止泻。右归丸方中附子、肉桂、鹿角胶为君药，温补肾阳，填精补髓。臣以熟地黄、枸杞子、山茱萸、山药滋阴益肾，养肝补脾。佐以菟丝子补阳益阴，固精缩尿；杜仲补益肝肾，强筋壮骨；当归养血和血，助鹿角胶以补养精血。诸药配合，共奏

---

　①　矧（shěn）：况且。

温补肾阳，填精止遗之功。一炁丹为《景岳全书·新方八阵》卷五十一方，功效益气温阳。组成为人参、制附子各等分。治脾肾虚寒，不时易泻，腹痛，阳痿，怯寒等症。方证相应，究其根本而治之，并且戒酒不饮远离病因，终获痊愈。

益肾暖肝法治虚劳泄泻案

一妇素劳症，四月间，胸中作饱，腹亦胀，不饥，日夜泻十数次。诊之，肝肾脉弦而不和，此肝肾虚寒也。治以破故纸一钱，杜仲一钱五分，山萸三分，熟地三分，吴茱萸三分，甘草二分，乌药三分，沉香磨三分。四贴稍有转头，八贴能进汤水，廿贴痊愈。（《慎柔五书》）

●【评议】 胸中饱胀，纳差，泄泻，依症状较难辨明寒热，但患者素有虚劳症疾，肝肾脉弦不和，可知久病损及肝肾，肝肾虚寒，火不暖土，脾阳运化无力，而致纳差泄泻。治以益肾暖肝为法，药用补骨脂、杜仲、山茱萸温肾壮阳暖中止泄，熟地养血滋养肝肾，取善补阳者宜"阴中求阳"之意；吴茱萸、乌药、沉香暖肝散寒行气健胃；甘草调和诸药。因药证相符，药后即有缓解，效不更方，服至痊愈。

🌸 五积散加味双解表里治泄利案 🌸

归安李县尊令岳，初到，路途感冒，至署头常微痛，身体微热，然饮食如故，不以为意。数日后患水泄，小便赤涩，此公自谓知医，令人在药铺取胃苓汤二剂服之，泄不止，后又见积，又剉芩、连、白芍、木香、槟榔辈二剂服之，竟不效。李公令人邀予诊视之，两手浮弦，沉按涩数，曰：此因表气不舒，致令里气亦不顺，偶值脾胃不调而作泄也。乃以五积散，微加白蔻仁、木香二剂，大汗而诸症悉愈。

卢绍庵曰：长途未免劳顿，感冒又有表邪，继而饮食，业已成痢。世俗之见论之，惟投痢疾之药，人事之常也。先生以五积散双解表里之邪，得汗而诸症如失，痢因汗愈，非有真知灼见，孰敢如斯。（《陆氏三世医验》）

🌀【评议】 患者脉象两手浮弦，沉按涩数，可知患者表邪未解，里气不顺之象。治当双解表里。所用五积散方出《仙授理伤续断秘方》，全方主要由白芷、川芎、炙甘草、茯苓、当归、肉桂、芍药、半夏、陈皮、炒枳壳、麻黄、苍术、桔梗、干姜、厚朴等组成。麻黄、肉桂解表温里散寒；甘草、芍药和中止痛；苍术、厚朴平胃土而祛湿；陈皮、半夏行逆气而除痰；芎、归、姜、芷入血分而祛寒湿；枳壳、桔梗利胸膈而清寒热；茯苓泻热利水。微加白豆蔻、木香健脾温中化湿行气。以汗法治泄利，古称"逆流挽舟"法，此案可供借鉴。

🏵 胀痛作泄治以调补案 🏵

沈少西令爱，年已二旬，自小脾胃受伤，不时作泄作呕，近发寒热，或日或夜，或一日不发，或一日数发，微寒即热，手足厥冷，胸膈不舒，胁肋胀满，嗳气不已，向左眠卧即似气不通畅。或胃脘作痛，亦时作时止，口虽渴而不思茶饮，小便短，大便日泄二三次，腹中雷鸣，弹之如鼓，揉之如水，大约气上塞则胀而痛在上，气下坠则泄而痛在下，幸饮食不甚减。常服平胃、五苓、白术、黄连及消导之药，或调气补益之品，蔑如①也。此症非人参、白术不能取效，询前曾服人参，饱胀故止，此亦监制未当，非人参之故也。但目今微有表邪，先以小柴胡加枳桔二三帖，服后寒热稍和，易以调中益气汤去黄柏，加青皮以伐肝，神曲以助脾，炮姜以温中。服四帖，胀痛俱减，大便稍实，但有微寒微热，中宫不实不坚，且聚且

---

① 蔑如：微细；没有什么了不起。此处引申为效果甚少。

散，无积可追，法当补益脏气。用人参、黄芪、白术、茯苓、枣仁、柴胡、远志、炙甘草、炮姜、龙眼肉，俾大益元气，以退虚热，交平心肾，和释肝邪。数剂后，夜来略胀，更以六君子料，加枳实、黄连、神曲、木香、砂仁为丸，与煎间服，月余而痊。

卢绍庵曰：自幼脾虚作泻，中气原亏，《内经》云：清气在下，则生飧泄，浊气在上，则生䐜胀。兹者之病与经文相合，先生调中益气汤之投，如钥开锁，妙哉！岐黄之言，为万世医家准的。（《陆氏三世医验》）

●【评议】 患者自幼脾胃虚弱，中气亏虚，气机升降失常，清气不升，浊气不降，因而时作泄泻或胀气呕吐，近日"发寒热"，有表邪未解之征，故先予小柴胡加枳桔和解表里，再以调中益气汤去黄柏，加青皮伐肝，神曲助脾，炮姜以温中。后再以补益脏气之法行固本治疗而愈。卢绍庵引经文释其获效之理，极是。

素有脾泄兼外感咳痰带血案

吴逊斋老夫人，年已六十外，素有脾泄之症，三月间，忽咳嗽吐血，痰多而咯之不易出，日晡潮热，胸膈支结，不能就枕，虽天气温和，畏风畏寒，不能去帷帐。初延一医诊治，以脉数吐红，身热咳嗽，皆血虚火旺之所为也。投以养血清凉之药，痰血之新疾不减，泄泻之宿疾更甚，饮食不进。更一医，以高年久泻，岂宜清凉？用六君子汤投之，泻未已而痰壅殊甚。两医初相矛盾，后逊斋同延商治，一以吐血不宜身热脉大，一以泄泻不宜身热脉大，两人所见不同，其不可治均也。适南坵公子，字敬之者问安，力举接予，因延诊治。其脉左寸关浮洪，右寸关滑数，两尺弱。予曰：老夫人之脉，似表邪太重，不知曾有感冒否？逊斋曰十日前，老妻自小庄返舍，漾内风大觉惊，然归来不觉所苦，隔数日而后病发，况今病势危急，岂是外邪之小疾，因备述前二医言。予曰：人迎脉浮，明是表邪；气口滑疾，明是痰火；尺弱，乃高年之常见。血特表气之郁，脾泄宿疾，有何死症而为此危谈。我可一二日内，起此病也。逊斋见说，心甚疑虑，计无别法，姑任予治。因用炒黑麻黄、苏叶、前胡解表为君；杏仁、苏子、陈皮利气为臣；桑皮、片芩、天花粉、石膏清热为佐；甘草、桔梗散膈和中为使。连进二剂，是夜五更微汗，痰嗽顿减，熟睡一二时，醒即进粥二碗，日晡不热，而痰中无血矣。因去麻黄、苏叶、石膏，加白芍药、茯苓，又二剂，而诸症如失。后制一丸方，以治其脾泻，人参、白术为君；白芍药、霞天曲为臣；炙甘草、干姜、缩砂为佐；枣肉、神曲糊为丸，以为使。服之数旬，痰去身安。

陆闇生曰：凡病脉流利者生，悬涩者死，脉既带滑，即吐血泄泻，犹未必死，况得之表邪者乎？盖血有阴虚火动之血，亦有经络遏抑所动之血；热有阴虚火动之潮热，亦有邪在阳明少阳之潮热。毫厘之差，遂成千里之谬。（《陆氏三世医验》）

●【评议】　本例辨证的关键在于脉象。前二医治疗之误，即误在辨脉不确。陆氏据其脉象左寸关浮洪，右寸关滑数，认为人迎脉浮主表邪未解，气口滑疾，实为痰火，并参合其他症状，遂判断病机为表邪未解，痰火内郁，故一反前医之治法，投以宣肺解表，清火化痰之剂，药证熨帖，是以诸症如失。由是观之，临床辨证贵在细微处见真知，否则会失之毫厘谬以千里。

甘温除热法治脾泻案

潘古臣令堂夫人，万历庚申三月，得患脾泻，自夏徂秋，而炎天多啖水果，其泻更甚，一医以血虚脾弱治之，自来经行腹痛，服攻瘀去血之剂，间几日，忽有鲜血一阵，至九月尽，肌肉枯槁，不能转侧，日夜泻二十余次，身体发热，不思饮食，气短口渴，夜卧不安。前医用养血健脾内有麦冬、生地、枣仁等物，而泻不止，渴益甚。予诊得两寸关虚数，两尺隐隐若无，明是下元不足，中气虚寒，虚火上炎之症，岂可投凉滋润？况《经》云：甘温除大热。乃用人参、白术、炮姜、陈皮、山楂、木香、苡仁、木通、山药、甘草、白豆蔻服之颇觉相宜。又用肉果、人参、白术、炮姜、枣肉为丸，日服两次，人皆以补气为非，予用人参至三四钱一剂，服之益善，守此煎丸，一月后泻止，两月后肌肉渐长。精神渐足，月事调和，迄今康健。

心主血，肝藏血，脾统血。平常月候不调，行时作痛，乃脾虚而气滞也。久泻之后，乃是元气下陷，而不能升举。李东垣先生所立补中益气汤，论甘温除大热，夫人之恙，正合斯言。医惟见病治病，而不讨究先贤方论，予用之有效，古人诚妙矣哉！（《陆氏三世医验》）

【评议】 甘温除热法乃中医补法之一。用味甘性温的药物治疗气虚发热或血虚发热的方法。发热的原因很多，一般多采用具有清热作用的寒凉药物治疗，但气虚或血虚发热，应以益气养血为主，不可妄用苦寒药物，以免耗伤人体的阳气。常用人参、黄芪、炙甘草、当归等益气养血的药物组成方剂，代表方剂有补中益气汤、当归补血汤等。本案中患者日夜泄泻二十余次，身体发热，不思饮食，气短口渴，陆氏凭脉参症，尤其以脉为主要依据，辨证其病机为下元不足，中气虚寒，虚火上炎使然，故立法用药参考东垣甘温除热之意，其获卓效，良有以也。

❧ 外感内伤误治成泄泻危候案 ❧

表连襟叶能甫，即孝廉钱令如之赘婿也。万历乙卯七月，患外感内伤之症，因予往菁山，故延别友，用煎剂解表，丸药攻里，服后连泻数次，胸中饱闷，口干潮热谵语，舌上有黑苔，手足微冷，势甚危急，适予归，延予往视。诊得左三部沉细而涩，右寸关沉滑，尺脉空虚。告令如舅翁曰：此阳症见阴脉也。若再一泻，必然不治。乃用陈皮、甘草、山楂、柴胡、木通、泽泻、厚朴、炮姜，先温消分利，三剂后，竟不泻矣。但两手俱沉实，乃改用黄连、枳实、山楂、黄芩、厚朴、瓜蒌，服五六剂，忽转矢气，投润字丸二钱，少顷去燥屎二三次，前症扫除。遂投养血健脾之药，调理一月而安。

表未解而遽攻其里，表邪乘虚入里，上似结胸，而下成洞泻，若不急与温消分利，势甚殆矣。表里二字，尚且不明，胡为乎妄称知医，戕人之命。(《陆氏三世医验》)

❀【评议】 患者患外感内伤之症，表邪未解，却误用攻里之际，使表邪乘虚入里，上似结胸，下成洞泄，而出现危候。"阴病见阳脉者生，阳病见阴脉者死"，患者呈现阳症见阴脉之象，幸陆氏诊疾明辨证候，立法先以温消分利而泻止，再去燥屎诸恙扫除，善后以扶正养血健脾而安。

❀ 真寒假热下利案 ❀

曹棠溪妇，六月脉沉迟，烦而渴，自言身大热，须冷水。先生曰：此阴独治也，无阳气以和其阴，故尔饮冷必厥逆且自利。用当归、桂、附，佐以升麻，利止，病亦已。(《冰壑老人医案》)

❀【评议】 此案患者初看有烦而渴，身大热，须冷水等一派热象体征，但其脉沉迟，表明此病不是真正的里热证，表现出的热象实为"假热"，是由于阴寒内盛，格阳于外所致，因此饮冷则阴寒更剧，会出现厥逆和下利。真寒假热之证，应采用热因热用的反治法治疗，故选用当归、桂、附辛温之品温阳散寒，佐升麻，以奏升阳止泻之效。本案中对真寒假热的辨证和论治，言简意赅，切中要害，其深意值得体味。

久泻伤阴气散不收治从清燥润肺验案

沈若兹乃郎①，因痘后食物不节，病泻。泻久脾虚，病疟。遂尔腹痛胀大，三年来服消导药无算，腹胀及泻利总不愈。去岁迎医，服参苓白术稍效，医去仍复如故。病本腹胀，更兼肠澼，肠澼者，大肠之气，空洞易走，胃中传下之物，总不停蓄，澼出无度，腥水不臭，十中五死、五生之症也。今则病势转深，又加四逆矣。暮热朝凉，一逆也；大渴引汤救急，二逆也；气喘不能仰睡，三逆也；多汗烦躁不宁，四逆也。无病人腹中之气，运转收摄，是以身体轻快，大便省约。今为久泻，遂至气散不收，腹之胀，肠之鸣，便出之不自知，皆此故也。气既散而不收，又服行气利水之药，不愈增其散乎？无病人身中营卫，两无偏胜，故阳胜则发热，阴胜则恶寒。病疟之时，寒热交作，犹是阴阳互战，迨泻久亡阴，整夜

———————————

① 乃郎：别人家的儿子。

发热，一线之阴，为阳所乘，求其相战，不可得矣！内水亏竭，燎原之火自焚，不得不引外水以济急。然有形之水，不足以制无形之火，徒增胀泻，而重伤其阴气耳！医不清其源，以香燥之药，助火劫阴。加官桂、肉豆蔻等类，用之误矣。夫男子气海在于脐下，乃元气之舍，性命之根也。久泻则真气亦散，势必上干清道，而不下行，鼻中鼾鼾有声，不能仰卧，是其征也。夫此已散之气，必不能复归其处，但冀未散之气，不致尽散则可耳。屡服木香、槟榔、苏子、腹皮、厚朴等降气之药，尤误之误矣。至于汗出烦躁，则阴气虚尽，孤阳亦不能久留之兆也。总如岁运，有温热无寒凉，有生长无收藏，人物其免夭札①疵疠②乎？于此而图旋转之功，亦难之难矣。

若兹见案，转托戚友，强恳用药，因以清燥润肺为主，阿胶、地黄、门冬等类同蜜熬膏三斤，渠男三年为药所苦，得此甘味，称为糖也。日争十余次服之，半月药尽，遂至大效。身凉气平，不渴、不烦、不泻，诸症俱退，另制理脾药末善后，全愈。

胡卣臣先生曰：久泻而用润药，与症相反，而究竟相宜。议病时先辟三种治法之误，已隐隐见大意矣。与吴吉长乃室

---

① 夭札：遭疫病而早死。
② 疵（cī）疠：灾害疫病。

治验，参看自明。(《寓意草》)

●【评议】　该案对患儿久泄阴亏的病机以及表现出的"四逆"之症分析丝丝入扣，对前医误治使病情恶化的原因剖析也十分透彻。治疗以清润为主，用黄连、阿胶、门冬等润肺滋阴，而收大效。此"久泻用润药，与症相反，而究竟相宜"的治疗方法，发人深省。值得指出的是，这种"先议病后用药"的病案模式是《寓意草》的主要特色，对中医病案的格式书写格式很有启迪，其科学合理性不言而喻。笔者认为，将《寓意草》作为中医病案学习的蓝本亦不为过。

🌸 真热假寒泄泻案 🌸

瑞昌王既白之妃，患泄泻，屡用脾胃门消耗诸药，四五年不能止，一医用补中益气汤，人参三钱，服一月，不泄。忽一日，胸膈胀满，腹响如雷，大泻若倾，昏不知人，口气手足俱冷，浑身汗出如雨，用人参五钱，煎汤灌苏，如是者三。病者服久，自觉口中寒逆，医者以为出汗过多，元气虚弱，于前汤内，加人参三钱，酸枣仁、大附子、薄桂各一钱，昏厥尤甚，肌肤如冰，夏暑亦不知热。二年，计服过人参廿五斤，桂、附各二斤，酸枣七十斤。至己巳冬，饮食入口，即时泻出，腹中即饥，饥而食，食即泄，日十数次，身不知寒，目畏灯火。予初诊之，六脉全无，久诊六部来疾去缓，有力如石，闻其声，尚雄壮，脉亦有余，自予断之，乃大郁火证也。以黄连入平胃散与之，饮药少顷，熟睡二时，不索食，不泄泻。饮五日，方知药味甘苦。既用通元二八丹，与汤药间服一月，饮食调和，其病遂愈。予用前药，众皆惊曰：久泻之病，饮下即出，六脉俱无，虚弱极矣。先生言六脉有余，而用黄连寒苦之物止泻，实吾辈所不知也。予曰：此乃亢极之病，火极似水，若以为虚弱，而用补药，是抱薪救火矣。众曰：既云是火，则火能化物，今食物不化，何也？予曰：譬之铳炮，先已有药在内，遇火即时充出。书有曰：胃中有热难停食。正合此也。果是虚弱之证，前已用过参、附等药数十斤而不愈耶，予以黄连四钱为君，以泻火热，用平胃散为脾胃之引。因此病火势甚烈，不可偏用苦寒之黄连，兼用苍朴四味之温以缓治之，此所以用平胃而效也。（《易氏医按》）

● 【评议】 读罢此案，方知案中患者病泄泻，本为胃肠有热所致，但却没有得到正确的治疗，泻遂不止。一医用补中益气汤而不泻，并非真正病除，乃扬汤止沸，一时泄停，方中有参、芪、术等补气升阳，久则热势更甚，火热下迫肠道，故服药后泻下更猛，如倾如注，由于火热无法外达，闭遏阳气，格阴于外，故见身冷、汗出等症，再服人参、附子等药，见食即泻下，病情更著。易氏凭"脉亦有余"，断定"乃大郁火证"，治法独树一帜，令众医称奇，其善于透过现象见本质的功力确实值得敬佩。用药方面，虽为内热炽盛，但考虑到患者病久，脾胃更伤，易氏用黄连配合平胃散，苦寒泻火，同时温化燥湿而助脾胃运化，方药配伍恰到好处，故获立竿见影之效。细味本案，若医者能领悟"暴注下迫，皆属于热"的真谛，泄泻之病也许不至迁延数年。

黄连香薷饮治产后暑泄案

石城王福歉之妃，癸酉六月，受孕偶患泄泻，府中有知医者，用淡渗之药止之，自后每月，泄三五日。有作脾泄者，用参苓白术散之类，二三服亦止。然每月必泄五七次。至次年三月，生产后，连泄半月，日夜八九次，诸药不效，惊惶无措，召予治之。诊得两寸尺俱平和，惟两关洪大有力。予曰：此暑病也。以黄连香薷饮治之，一剂减半，再剂全愈。惟肝脉未退，又用通元二八丹，调理半月后，平复。王曰：妃患泄，近一载，诸医未有言暑者，公独言暑，何见也？予曰：见之于脉，两关浮而洪大有力，故知为暑泄也。王曰：《脉经》云：风脉浮，暑脉虚。今洪大有力，非虚也，何以断暑？予曰：暑伤气，初感即发，其邪在肺，皮肤卫气受病，故脉虚。自去年六月，至今将十月矣。其邪自表入里，蕴蓄日久，而暑热日深，故其脉洪大而有力。王曰：暑病固矣，公断非产后之病，又何见也？予曰：产脉见于尺寸，尺寸既平，于产何干，况病患于未产前，非产病益明矣。王曰：诸医用药，止效一时，而不能除根，何也？予曰：诸药有分利者，有补养者，各执己见，未得其源也。其源在暑，若用暑药，岂有不除根者哉？（《易氏医按》）

●【评议】 本案的亮点是对泄泻的病因分析。患者暑月起病，服淡渗利湿方药止而复发，表明法不对证，易氏脉诊示两关洪大，认为必有内热，据此判断其病因乃暑热入里所致，暑热蕴聚胃肠，故泻下不止，产后气血损耗，热势更彰，故病情加重。案后与病家的三问三答亦颇为精彩，一则凭脉定因定证，二则断非产后病，三则治本求源，对病证分析的入细入微足见易氏功底深厚。黄连香薷饮，出自《丹溪心法》，为暑证的常用方，其云："暑证用黄连香薷饮……或腹痛水泻者，胃与大肠受之……此二者冒暑也，可用黄连香薷饮、清暑益气汤。"方中黄连能退暑热，香薷发表解暑且能利水，厚朴行气化湿，诸药合用使暑热得解，湿浊清化，故获桴鼓之效。

🏵 健脾平肝兼温肾治泄泻案 🏵

广东郡守林公清海，在燕时，延余谈良久，并不言及有病，忽以脉示曰：先生试为我诊之。余诊按觉肝脉弦紧，脾脉弦滑，命脉沉而微，心肺肾脉俱浮洪。余以脾土四时，宜和缓，而见弦紧者，木王土衰耳。况命门真火弱甚，又不能生脾土，定是脾虚作泻之候，脉虽有浮洪者，非火证也。宜用健脾平肝之剂为主，补命门真火药饵佐之。柴胡一钱五分，白芍一钱五分，白术一钱三分，补骨脂一钱，肉桂七分，姜灰七分，莲肉十枚，灯心十根为引。空心温服，使真火实而虚火自退，脾阴暖而泻自止矣。若因脉见浮洪，投以清凉之品，则脾胃受伤，非计之得也。公抚掌云：不佞①泻八阅月矣，服药苦多，殊未能效，必误为清利以至于此。余用前方，一二服而泻果愈。（《两都医案》）

———

① 不佞（nìng）：谦辞，犹言不才。

【评议】 由此案观之，医案作者倪士奇是以脉诊见长的医家。在患者未言病证之时，仅凭脉诊即能断出木旺土衰，兼有肾虚火弱之泄泻病，且处方用药一气呵成，确有上工之风。方中柴胡、白芍平肝抑木，莲肉、白术、姜灰健脾止泻，补骨脂、肉桂温补命门之火，灯心草清降虚火，交通心肾。可谓药证契合。其对病情的精准分析，令人叹为观止，此出神入化之过程，非技艺纯熟者不能达也！

补火生土治久泻案

太仆倪公吉旋，泻月余，及大宗伯何公，久病泄泻，诸药不愈，余诊之，其右尺脉沉凝之极，当治用辛温，因以姜灰为君，补骨脂为臣，白术、山药为佐，赤茯苓、泽泻为使，大枣、灯心为引，每剂酌一两重，水二钟，浓煎八分，空心温服，以补命门真火而泻即止。故知人身中真火一虚，脾土必弱，须补命门真火以生之，五行生克之理，只在眼前，尝阅《内景经》，人在母腹中，右肾先生，肾有两枚，形如豇豆，左属肾水，右属命门真火，心虽属火，不能生土，譬如种花种，发生先出两瓣，然后渐有枝干叶蕊，开花结实，如人四肢百骸，所以两

肾根本，最要培植，真水真火为性命之源，最为要也。(《两都医案》)

❀【评议】 患者久病泄泻，"右尺脉沉凝之极"，乃肾阳不足，水湿蕴凝之征象，故用辛温之法，补火生土而止泻。方中姜灰、补骨脂温补命门之火，白术、山药健脾而补土，茯苓、泽泻利水渗湿，大枣、灯心草引药归经，俾命门火足，火旺土生而泄泻自止。

❀ 温利化痰治泄泻多痰案 ❀

国典长孺程公，就余诊之，按六脉沉迟带滑，望颜色充满而润。余曰：公无他恙，乃恃其体厚有火，过饮凉冷，多饵清剂，致使胸中痰气凝结，肠胃虚寒泄泻之候也。公笑曰：君切脉如神，生果无他恙，惟多痰泄泻作楚耳。公必有见垣一方以疗之。余许一二剂而瘳。遂用陈皮、半夏、茯苓、甘草和中化痰，白术、干姜、泽泻、肉桂燥湿分利，三服而瘥。程公虽素有火，用温暖治效，即张长沙云热深厥亦深，热深更与热药宁之句，余极敬服，此善治之法也。余每见医以温治热，愈有八九，以凉治寒，百无一二，此何理也?《经》云诸病皆生于气，气暖则行，贵乎通流，气通流则无病。人身之气血营卫，行阳二十五度，行阴亦二十五度，为一周也。一日一夜，凡一万三千五百息，共行八百一十丈远。人既得寒症，则气脉已闭，仍用凉药，是源已壅淤，又从而塞之矣。营卫之行迟，则丈数渐短少，经络受寒凉，气血便凝滞，安得不病乎？治病虚实寒热，投药温凉恰当，最为要紧，故述之。（《两都医案》）

【评议】 此案中"虽素有火，用温暖治效"值得体味，患者因素体有火而多服食寒凉，但过用寒凉易使津液凝聚为痰，损伤肠胃阳气导致泄泻。故方用二陈汤化痰和胃，加干姜、肉桂温中暖肠，泽泻、白术利水健运，痰饮化而湿浊消，三服而愈，疗效可谓立竿见影。案中对于温凉治法的论述确为倪氏临证所悟。笔者认为，以温治热、以凉治寒分别针对真寒假热和真热假寒的特殊情况，在辨证准确的前提下，二者皆能取效，与寒者热之、热者寒之的正法应当加以区分，且不可偏废，这样解释似乎更为合理。

温补中气治脾虚气弱泄泻案

孟秋中浣，忽云食后偶感，胸满作泻，召余诊疗。按得左手人迎脉平和，气口脉虚弱，胃脉微滑，脾脉虚涩。余向太史公云：此脾虚气弱，不能运胃中之食故耳，非外感有余停滞之候也，不敢用解散消导之剂，祗可益元气健脾胃而已。太史公且不许。一二日后，复召余诊治，按得六脉虚弱欲脱，命门与胃两脉更微甚，余惊疑不识何故，急向公云：如此脉状，非大温补元气不能即起，太史公不以为然，乳母传言，手足俱冷，语声无力，中气不接，面目无神，泄泻不食。余曰：脉症既对，势不容缓，遂投理中汤合五苓散，加补骨脂，一剂未验，再剂脉稍起，三剂脉顿王，食甘而泻止，去后亦实，较初秋精神饮食倍加，太史公深信余脉药及时不谬。（《两都医案》）

【评议】 此案患者于食后外感发病，诊断时应与邪客中焦、饮食积滞所致泄泻相鉴别，其中脾脉虚涩是辨证要点。但由于初诊未治疗，复诊时病情急转直下，脾气亏虚更甚，故予理中汤大补中气，合五苓散温阳化气、利湿行水，加补骨脂增加固涩之力。三剂毕而脾气始旺，疗效捷而病家诚服。

六君子汤治泄泻案

银台许惺初，腹满不食，日泻数次，医用六一、香薷。余曰：非暑也，是高年土虚，频伤于饱，当扶

其本。以六君子加姜、桂，二十剂而泻止食进。(《里中医案》)

郡守张三星，泄泻无度，自服燥湿分利达气药。余诊其脉滑而无力，此中虚下陷，而痰滞不化也。以六君子加升、柴、沉香、五倍子，十剂而安。(《里中医案》)

太史陈实庵，脾肾素虚，心神抑郁，大便不实，饮食不化，吐痰不已。用六君子加炮姜、益智，理之而痊。若误用清火理气，是顾标而失本矣。(《里中医案》)

◉【评议】 六君子汤是由人参、白术、茯苓、甘草（四君子汤）加半夏、陈皮而成，具有益气健脾、燥湿化痰之功。此三案患者之泄泻均由脾气亏虚，不能正常输布津液所致，故均以六君子汤为主方。其中案一患者年老阳气虚衰，腹满不食，故加姜、桂振奋中阳，运化恢复而泻止食进；案二患者脉滑而无力，乃气虚下陷，故加升麻、柴胡仿补中益气汤补气升阳，另配合沉香、五倍子共同升清降浊，清阳升、痰浊化，故泻自止；案三患者伴有饮食不化，同时兼有肾阳不足之证，故加炮姜温中助运，益智仁温肾固精，脾肾阳气恢复，运化输布功能正常，则泻止痰消。六君子汤确为临床实用经典方剂，应熟练掌握，该方可广泛应用于功能性消化不良、慢性胃炎、胃溃疡、慢性肠炎等消化系统疾病以及外科手术后的胃肠功能紊乱，以及肿瘤患者放化疗后的胃肠道副反应，辨证准确，均能获得良好疗效。

攻下太过致泄泻神乱案

工部主政王汉梁，郁怒成痞，形坚痛甚，攻下之剂太过，遂若洞泄，一日一夜计下一百余次，肌肉尽消，神气愦乱，舌不能言。余曰：在症已无活理，在脉犹有生机，以真脏脉未见也。此甚虚之症，法当甚补。以枯矾、龙骨、粟壳、肉果以固其肠，人参二两，熟附五钱以救其气。三日之内用参半斤，用附二两，泻减大半，舌遂能言。更以补中益气加生附、炮姜、肉果，大补百日而食进神强，然昼夜下四五行，两手痿废，以仙茅、巴戟、桂、附等为丸，参附汤送下。五日余而痞消、泻止、能步。向使畏多参、附，或掣肘于投剂之时，或懈弛于将愈之际，安望其在生哉。信医不专者，戒诸。（《里中医案》）

❁【评议】 此案患者症若洞泄，乃由误用攻下，脾胃阳气被戕害所致，泻下多水而频数，气随液脱，导致肌肉消脱，神气愦乱，此为"甚虚之症"，故

"法当甚补"。遂以枯矾、龙骨、粟壳、肉果固肠止泻，并以大剂量人参、附子补气温阳而救逆。泻减神强之后，又以补中益气汤加生附、炮姜、肉果继续温中补气，然病症仍未痊愈，后用仙茅、巴戟、桂、附、参，温肾固元，终获良效。李氏精于脉诊，熟稔心法，于死症中捕捉生机；胆大心细，用药如神，温阳补气中拯救危证，如此精湛技艺，堪为医者典范！

🌸 吐痰泄泻验案 🌸

大司寇姚岱之，吐痰泄泻，满闷不快，见食则恶，面黄神困，自秋□春多药病增，致目不能开，口不能语。余以补中益气加熟附、肉果各二钱。人参五钱，日饮二剂，四日而泻止，但痰不减耳。余以为肾虚水泛为痰，乃以八味丸、补中汤并进，四十日进饮食，不吐痰而愈。（《里中医案》）

🌸【评议】 此案泄泻、吐痰诸症均由阳气虚衰、痰饮壅盛所致，予补中益气、温阳化湿治之，泻遂止，然仍有吐痰，仲景云："病痰饮者，当以温药和之。"李氏所用之八味丸，即六味地黄丸加附子、肉桂；补中汤即补中益气汤（见《医宗必读·痰饮》），二方均为温阳益气之剂，阳气充足则痰饮得以温化。临证时，遇泄泻与痰饮之症并见者，不能局限于见痰治肺，也要考虑生痰之源——脾肾阳气虚衰。只有拓宽思路，才能提高疗效。

❀ 升阳除湿治飧泻案 ❀

大宗伯董玄宰，夏初水泄，完谷不化，服胃苓汤、四君子汤。余曰：春伤于风，夏生飧泄，谓完谷也。用升麻除湿汤加人参二钱，两剂顿止。（《里中医案》）

●【评议】《素问·阴阳应象大论》中有"清气在下，则生飧泄"，可知脾的升清功能是治疗泄泻的重要一环，据此，李中梓提出"升提法"。（《医宗必读·泄泻》）案中升麻除湿汤即与此法相对应，全方为"苍术一钱，柴胡、羌活、防风、神曲、泽泻、猪苓各六分，陈皮、麦芽、甘草各二分，升麻五分，水钟半，姜三片，煎七分服"。方中柴胡、升麻、羌活、防风均为发散之药，有提升阳气之效，泽泻、猪苓化湿利水，陈皮、神曲、麦芽、甘草醒胃助运。诸药合用，共奏升阳益胃，除湿止泻之功。此方并非李氏首创，其与李东垣"升阳除湿汤"（见《兰室秘藏·泻痢门》）颇为相似，在学术理念上李氏重视后天脾胃，与李东垣亦相似之处。正是由于李氏博采众长，并善于总结归纳，提出了著名的"治泻九法"，论述系统而全面，在泄泻的治疗学上具有重要的意义。

发汗解表止泻案

闽中太学张仲辉，纵饮无度，兼嗜瓜果，忽患泄泻，日一十余次。先服分利，不应；继服燥药，转见沉剧。余曰：六脉俱浮，因思《经》云春伤于风，夏生飧泄。非大汗之，不能解也。用麻黄、升麻、干葛、甘草、生姜煎服。或曰麻黄为重剂，虽伤寒不敢轻用者。仲辉叹曰：吾命将尽，姑服此剂，以冀万一。遂服而取汗，泄泻顿止。（《里中医案》）

【评议】 饮食失度，恣食寒凉引起泄泻的病机多为脾胃升降失司，清浊不分，但案中前医分利、燥湿均无效，就要考虑其他原因了。因诊得"六脉俱浮"，支持有表证未解。《伤寒论》第32条云："太阳与阳明合病者，必自下利，葛根汤主之。"从这个角度解释此案似更为合适。案中用方亦含葛根汤之意，麻黄、生姜辛温散寒；葛根、升麻升清止泻，又可助麻黄发汗解表；配甘草调和诸药。方药简而力专宏，药后汗出表解，则泄泻顿止，收意外之效。

❀ 温肾阳培脾土治久泻案 ❀

云间田二府封翁，久泻肉脱，少腹疼痛，欲食下咽，泊泊有声，才入贲门，而魄门已渗出矣。或以汤药厚脾，或以丸散实肠，毫不见效，几濒于危，召予力救。望其色印堂年寿夭而不泽，切其脉气口六部细弱无神，则知清阳不升，原阴下陷，非但转输失职，将见闭藏倾败矣。盖肾者胃之关也，脾之母也。后天之气土能制，先天之气肾可生。脾良由坤土，是离火所生，而艮木又属坎水所生耳。故饮食入胃如水谷在釜，虽由脾土以腐熟，亦必藉少火以生气。犹之万物，虽始于土，皆从阳气而生长，彼生生化化之气，悉属于一点元阳。所谓四大一身皆属金，不知何物是阳精也。惟命门火衰，丹田气冷，使脾脏不能运行精微，肠胃不能传化水谷，三焦无出纳之权，五阳乏敷布之导，升腾精华反趋下陷。故曰泻久亡阴，下多亡阳，阴阳根本，悉归肾中。若徒知补脾而不能补肾，是未明隔二之治也。宜用辛热之品暖补下焦，甘温之剂资培中土，譬之炉中加火而丹易盛，灯内添油而燃不息，真有水中火发，雪里花开之妙，何虑寒谷之不回春耶？遂用人参、白术、炮姜、炙甘草、熟附子，煎成，调赤石子末三钱与服，渐觉平安，十剂而痛止泄减，面色润泽，饮食增进，不一月而痊愈，乃蒙赐顾，缱绻①竟日而去。越明年春田公觐还，父子重逢，喜出望外，不意过食瓜果，前症复发竟难挽回，卒于仲夏庚寅日，可见木旺凌脾之验，毫髮不爽也。（《旧德堂医案》）

张侍川，脾泄经年，汤药遍尝，大肉尽削，小便枯竭，势已危殆，余往诊之。左脉弦细，右脉虚微。此系乾阳不运，坤阴无权，所以脾伤而破胭肉脱，肺虚而气化失调，俾浊阴不降，内滞肠胃，清阳不发，下乘肾肝，由是三阴受伤而成久泄之症。况当四十年之升阳之气与浊阴之令，自此相半，今侍川已逾五旬，不思举其下陷之阳，反以渗利为用，则失治本之旨矣。且下久亡阴，未有久泄而肾不虚者。若单补其脾，则力缓不能建功，须得温暖下焦之品辅佐其脾间，丹田火旺则脾土自温暖，中州健运则冲和自布，精微之气上奉乾金，下输膀胱，分别清浊，则二便自和，可以指日收功矣。方用人参、白术、黄芪、炙草、广皮、木香、升麻、柴胡、肉果、补骨脂数剂，而小便亦实，后以四神丸加煨木香调理乃安。（《旧德

---

① 缱绻（qiǎn quǎn）：情意深厚。

堂医案》）

　　家君治江右太师傅继庵夫人，久泄不已，脉象迟微，微为阳衰，迟为阴胜，此脾土虚而真阳衰也。盖脾虚必补中而后土旺，阳衰必温中然后寒释。乃以四君子加姜桂，服二剂而畏寒如故，泄亦不减。知非土中之阳不旺，乃水中火不升也。须助少火之气上蒸于脾，方能障土之湿。遂用人参三钱、白术五钱、肉桂一钱、附子一钱，数帖渐瘥，后八味丸调理乃安。（《旧德堂医案》）

　　◉【评议】　上述三案之泄泻，病程均较长，患者可见消瘦、脉弱等虚亏之象，脾虚之证甚为明显，中医学有"久病及肾"之说，脾虚日久必损伤肾阳，此时若只顾健脾，恐怕事倍功半，因此，治疗上应当考虑温补肾阳。李中梓"治泻九法"中有"温肾"一法，其云："肾主二便，封藏之本，况肾主水，真阳寓焉。少火生气，火为土母，此火一衰，何以运行三焦，熟腐五谷乎？故积虚者必夹汗，脾虚者必补肾，经云寒者温之是也。"与上案之病机甚为契合。案一方药，在人参、白术、炮姜、炙甘草大补脾气的同时，加入熟附子温肾助阳，并调赤石子（即赤石脂）止泻固脱，肾阳温煦，脾土健运，故不出一月而痊愈。案二患者小便枯竭，表明中焦气机运化无力，津液输布几乎停滞，病情危殆，故用药上，既有人参、黄芪、白术健脾益气，有又补骨脂温肾止泻，同时还加陈皮、木香、柴胡、肉果斡旋中焦，振奋胃气，药后气有生机，津液运行恢复而小便正常，后以四神丸加煨木香暖肾涩肠、理气健脾收功。案三患者脉象迟微，初以四君加姜、桂温中健脾，但效不显著，可知须补火才能培土健脾而除湿，故用肉桂、附子温肾壮火，人参、白术益气助运，少火壮，脾土温，则泄泻止。三案读罢，温肾阳培脾土治泄泻之法当了然于胸。

❀ 误用苦寒致洞泄案 ❀

燕山中丞刘汉儒，泄泻数日，医见肝脉弦急，认为火热，用苦寒平肝，反洞泄不已，筋挛少气，招家君往治。曰：此因寒气入腹，清阳不能上腾，即《素问》清气在下，则生飧泄之意也。前医以肝脉高为火，予以肝脉盛为寒，盖寒束之脉每多见弦，先哲明训班班可考，何得以寒为热耶？方以苍术、白术各二钱，羌活、防风各一钱，干葛、炮姜各八分，升麻、柴胡各五分，一剂而减。（《旧德堂医案》）

❀【评议】 中医诊断讲究四诊合参，前医单凭

"肝脉弦急"而诊为火热之证未免有些武断。泄泻数日,用苦寒之药反而加剧,表明并非热证。《脉经》中有"关脉弦,胃中有寒",误用寒凉之后变为洞泄,可以判断此为内有寒邪蕴结胃肠所致。故用散寒燥湿、健脾升阳之法治之。方中苍术、白术燥湿健运,羌活、防风、葛根、炮姜疏散寒邪,配合升麻、柴胡升阳止泻,寒邪散,湿浊化,故一剂中的。

❀ 猪油羹合八仙糕治泄泻伤阴案 ❀

一人泄泻两昼夜,手足痿软,口燥咽干,面皮皴揭,脏腑间似痛非痛,有无可奈何之状。察其脉细涩而微,知其下多亡阴,肠胃枯涸之故。教以猪油作羹汤啜之,以八仙糕啖之,两日而起。猪为亥兽,补肾,其油大能润燥。八仙糕方:人参、茯苓、扁豆、莲肉、薏苡、山药、糯米、香粳、白糖。(《东皋草堂医案》)

● 【评议】 此案患者泄泻后,手足痿软,面皮皴揭,脉细涩而微,表现为气阴亏虚之证,兼有口燥咽干,又有虚火上炎之象,故治疗时仿《伤寒论》猪肤汤之意,用猪油作羹汤,取其滋阴润燥之功。同时,气阴易伤而难补,脾胃为气血生化之源,从脾胃入手当为正道。八仙糕方中，人参、扁豆、茯苓、莲肉、薏苡仁合用与参苓白术散相似，能益气健脾、化湿助运，糯米、粳米、白糖能和胃养阴。用药两日而起，可谓疗效显著。此外，观案中之方药，除人参外，几乎均为药食两用之品，猪油、糯米、粳米、白糖更是日常食物。中医有药食同源之说，医圣仲景亦是擅用食材的高手，脾胃对于可食之药的接纳度较高，因此，食疗无论是对疾病的治疗还是病后调养以及养生保健都有重要意义，也是中医学以及"治未病"中不可或缺的内容。

先分利再温中治洞泄逆证案

一仆妇积虚之体，忽作洞泄，一昼夜以百计，而脉反滑大而实，其证为逆，且患巅顶作痛，裹以绵絮则稍减，由清浊之气不分，孤阳无附而上薄也。先与胃苓汤，分利清浊。苍术、陈皮、茯苓、甘草、白术、泽泻、厚朴、肉果、肉桂。二剂而泻止，再立一方以温中健脾。人参、白术、肉果、炮姜、肉桂、茯苓、甘草、升麻。（《东皋草堂医案》）

【评议】 案中患者洞泄骤起，泻下量大，液脱气耗，脉本应现虚象，但反滑大而实，脉症不符，是为逆候，凶多吉少，盖因患者素虚，正气不足，病势嚣张所致。巅顶头痛乃清阳无以上升，属虚证。此患者湿浊蕴于胃肠为标，脾胃虚寒为本，治疗时，急则先治其标，以胃苓汤分利清浊，方中苍术、陈皮、肉果、厚朴燥湿醒胃，白术、茯苓、泽泻渗湿助运，肉桂温中散寒；泻止之后，缓则治其本，用四君子汤合理中汤加肉果、肉桂温中健脾，并配升麻升提清阳，振奋气机，疗效应当可以预料。此案虽为逆证，但辨证清晰，标本分治处理得当，诊治思路值得称赞。

🌸 理中汤加味治泄泻形神衰脱案 🌸

一仆劳伤气血，泄泻下积，形神衰脱，六脉大虚，急宜温补。用人参、黄芪、白术、甘草、干姜、茯苓。

服药后，腹中作饥，小便亦利，仍用理中汤加肉桂五分、干姜一钱。因两尺虚极，得温则土自旺，阳自回也。（《东皋草堂医案》）

【评议】 理中汤又名人参汤，出自《伤寒论》（第386、第396条）和《金匮要略》（胸痹心痛短气病脉证并治篇），由人参、白术、干姜、甘草组成，具有温中祛寒、健脾益气的功效。本案患者泄泻导致形神衰脱，六脉大虚，中阳虚陷之症明显，故用理中汤加黄芪补益中气，再加茯苓渗湿止泻。服药后腹中作饥，表明脾阳渐振；小便通利，表明水液代谢渐复。效不更方，复诊时仍以理中汤为主方，因诊其尺脉虚极，故加肉桂温补脾肾之阳，阳气充，寒邪散，则泻止矣。由此案观之，理中汤的辨证要点为脾胃虚寒，笔者临床治疗出血性胃炎、十二指肠溃疡、溃疡性结肠炎、痔疮等出血性消化系统疾病，凡符合该辨证者，用之皆有良效。此外，大量临床报道也表明，对辨证属中焦虚寒的内科各个系统以及儿科、妇科、男科、外科、皮肤科、五官科等病证，均可投以理中汤，其应用范围颇为广泛，确为简易实用良方。

健脾化湿为主治泄泻案

一妇人脾虚作泄，中满不思饮食，余用白术、苍术、泽泻、木通、茯苓、甘草、扁豆、厚朴、升麻、藿香、陈皮，泻稍止，腹中觉饿。一医投以补中益气汤，加丹参，而胸中反闷。余诊其脉，知其胃气未清也。以枳壳、白术、麦芽、神曲、橘红、甘草、苏梗、白豆蔻、木香、乌药而愈。（《东皋草堂医案》）

一妇人脾久泄泻，不思饮食，用白术、黄芪、半夏、陈皮、木香、茯苓、砂仁、甘草、肉果、藿香、扁豆、香附两剂，十愈其六，今当温肾，再用：白术、扁豆、肉果、山萸、巴戟、陈皮、木香、茯苓、砂仁、藿香、甘草。（《东皋草堂医案》）

● 【评议】 上述两案明确指出，患者均为脾气虚弱，导致水湿停滞，出现泄泻、不思饮食的症状，均采用健脾化湿、和胃助运法为主而获效。案一中患者初诊以平胃散加白术、茯苓、扁豆、陈皮补脾健运，木通、泽泻通利水湿，升麻、藿香升阳止泻，药后泻止而胃口开，疗效显现，表明药证合拍。但后易医而用补中益气汤致病情加重，乃因湿浊未化，胃气未清，投温补之药乃致中焦气机壅滞为患。后又予以宽中行气、化湿开胃之药，疏通壅滞之气机方获痊愈。若非误治，遵初诊治法，获效更捷。案二患者以二陈汤加白术、黄芪、扁豆、甘草补脾气，化湿浊，木香、砂仁、肉果、藿香、香附醒胃气，畅中焦，服两剂而病减大半，由于久泄伤肾，故复诊时加山萸、巴戟天脾肾双补，使火旺温土，泄泻当止。《素问·五常政大论》曰："其病飧泄，邪伤脾也。"指出脾病是引起泄泻的重要原因，脾失健运则易生湿邪，湿邪浸淫，亦最易困脾，故有"诸湿肿满，皆属于脾"。脾虚湿盛，运化失司导致的泄泻临床颇为常见，对于此类泄泻的治疗，上述医案是较好的范例，值得揣摩。

🌿 开宣肺气治水泻案 🌿

一妇人水泻五六日，胸腹膨胀，不思饮食，责之肺气不能开发，用紫苏、腹皮、茯苓、厚朴、木香、甘草、藿香，人参、白术、姜枣。二帖而愈。（《东皋草堂医案》）

🌸【评议】 案中患者以水泻为主诉，一句"责之肺气不能开发"颇为抢眼。中医脏腑理论认为，肺与大肠相表里，肠腑之变化传导与肺之宣发肃降功能密切相关。由于肺气宣发不利，调节气机和输布津液失常，加上脾胃虚弱，水谷直下肠道，则便如水泻，肺脾气机失调，则胸腹膨胀。治疗时，王氏用紫苏、藿香开宣肺气，轻宣调拨气机，同时配合健脾益气化湿之品，二帖而愈，收效甚捷。关于开宣肺气之法，笔者亦深有体会。曾遇一大便溏软患者，前医用健脾补气如四君子、参苓白术、大补元煎之类，也有用理气化湿，甚至用活血通络法，均无效。而后笔者以开宣肺气之法，用桔梗、苏梗配合化湿开郁、醒胃和中之品，调治3周而痊愈，与本案有相似之处。《素问·

灵兰秘典论》有云："肺者，相傅之官，治节出焉。"肺调节人体精津水液的生成、输布和排泄等，是其发挥"治节"功能的体现之一，此功能在治疗学上的延伸意义值得深思。

✿ 温补中气治寒泻齿衄案 ✿

中气虚寒，得冷则泻，而又火升齿衄。古人所谓胸中聚集之残火，腹内积久之沉寒也。此当温补中气，俾土厚则火自敛。

四君子汤加益智仁、干姜。

诒按：议病立方，均本喻氏。近时黄坤载亦有此法。（《静香楼医案》）

● 【评议】 此案写法夹叙夹议，论述简练但切中要害。案中主症是泄泻和齿衄，出现泄泻是由于中气虚寒，遇冷而作，齿衄是由于虚火上炎，其根本原因也是中焦虚衰。对于此脾虚导致的虚火，可以从李东垣《脾胃论》中找到解释，其云："既脾胃气衰，元气不足而心火独盛，心火者，阴火也，起于下焦，其系于心，心不主令，相火代之；相火，下焦包络之火，元气之贼也，火与元气不两立，一胜则一负，脾胃气虚，则下流于肾，阴火得以乘其土位。"脾虚气弱，气机升降失常，导致君火、相火不安其用，乘其土位，是发病的根本病机，故治疗当温补中气，四君子汤加益智仁、干姜温中健脾，亦与李东垣甘温除热之法蕴意相似。脾阳温则泻自止，脾土厚则火自敛，尤氏此案确有深意。

脾胃气虚泄泻痰呕案

光禄柴黼庵，善饮泄泻，腹胀吐痰，作呕口干，此脾胃气虚，先用六君加神曲。痰呕已止，再用补中益气加茯苓、半夏，泻胀亦愈。此症若湿热滞，当用葛花解醒汤分消其湿。湿既去，而泻未已，须用六君加神曲实脾土，化酒积。然虽为酒而作，实因脾土虚弱，不可专主湿热。

疏曰：湿热之症，未有不因脾胃虚弱而成者，脾胃不虚，湿热不积。但当分脾胃之虚与湿热，孰轻孰重。如脾胃已虚，而湿热不盛，则以补为主；若湿热甚，而脾胃未虚，则以清湿热为主；若脾胃既虚，而湿热又甚，则补与清兼用之。又当分孰轻孰重，如湿重而热轻，则祛湿为主，虚者兼补其气；若热重而湿轻，则清热为主，虚者兼养其阴。大概在气分者，多成泄泻；在血分者，多成痢疾；在经者，多生于筋脉；

在腑者，多生于肠胃。在筋脉者，多属厥阴；在肠胃者，多属阳明。然肠胃固属阳明，而筋脉未始不属阳明也。故湿热之症，多责于阳明。而凡病之属阳明湿热者，十居六七，不特酒积而已。(《薛案辨疏》)

❀【评议】《薛案辨疏》是清代钱临对明代医家薛己医案中有关诊断、立论、用药等方面的内容加以辨析、疏解，有助于读者领会薛案原意，了解其学术思想和用药特点，开阔临床治病的思路。上案中患者长期饮酒，出现泄泻、腹胀、痰呕等症状，辨证为脾胃气虚，故治疗以六君子汤、补中益气汤健脾益气，并配伍神曲、茯苓、半夏化痰祛湿和胃。薛氏点出脾胃虚弱与湿热壅滞，应加以区分，不可偏废。案后辨疏进一步分析，湿热之证，乃本于脾胃虚弱，临证时，仍要分清脾胃之虚与湿热、湿与热孰轻孰重，治法处方应当有所偏重，泄泻之病多在气分，湿热之证多生于肠胃，责之于阳明，都是治疗的关键点。医案如此辨析，医理与临证才能日益精进。

❀ 健脾温肾治泄泻遗矢危证案 ❀

有一羽士①，停食泄泻，自用四苓、黄连、枳实、

———————

① 羽士：亦称"羽人"，道士的别称。

曲、柏，益甚。余曰：此脾肾泄也，当用六君加姜、桂，送四神丸。不信，又用沉香化气丸一服，卧床不食，咳则粪出，岁至危殆，终践余言而愈。盖化气之剂，峻厉猛烈，无经不伤，无脏不损，岂宜轻服？

疏曰：停食作泻，不过消食止泻及利小便而已，即用前药益甚，亦不过健脾补气或用升提而已。何以即断为脾肾泻而即当温补脾经，兼温补肾经之剂耶？要知停食作泻，宜用前药，宜而用之不宜，即为脾肾泻也，不必定五更侵晨，方为脾肾泻也。然必有虚寒脉症可凭，未可臆度也。至于咳则粪出，余按《内经》有五脏之久咳乃移于六腑之说。其曰：肺咳不已，则大肠受之，大肠咳状，咳而遗矢。其曰：肾咳不已，则膀胱受之，膀胱咳状，咳而遗溺。而治法则肺咳用麻黄附子细辛汤，膀胱咳用茯苓甘草汤云云。此皆仲景之方，从伤寒例用药也。不然以肺脏之咳当补肺气，何敢用麻黄乎？肾脏之咳当补肾阴，何敢用茯苓甘草汤乎？故余以为遗矢遗溺之咳，属脏腑虚损者正多。要知咳而遗矢，虽云大肠受之，而肺与大肠为表里，肺气虚，则大肠之气不固，故咳而遗矢也。法当大补肺气为主，不必专问大肠。即如膀胱之咳而遗溺，亦由肾气大虚之故，法当峻补肾气为主，又何问膀胱也？而余又以为肾主二便，咳而至于或遗溺或遗矢，皆属

肾气虚所致。法当专主补肾，故先生既用六君，即兼送四神丸，其理自可见也。(《薛案辨疏》)

●【评议】 此案终以六君子汤加姜、桂温中健脾，兼送四神丸温肾固脱建功，可见"停食泄泻"实为患者自误。连用消导之品使病情危重，咳而遗矢，脾肾已虚极，至此才幡然醒悟，死里逃生实属万幸。

❀ 脾虚湿侵腹痛泄泻案 ❀

金宪①高如斋，饮食难化，腹痛泄泻，用六君子加砂仁、木香治之而痊。后复作完谷不化，腹痛头疼，体重倦怠，余以为脾虚受湿，用芍药防风汤而愈。

疏曰：此案但云饮食难化，则非停食，可知是属脾虚泄泻之症。其腹痛者，气不和也，故可用六君以补脾，加香、砂以和气也。至于完谷不化，有属脾肾虚寒者，有属邪热不杀谷者，而此案以体重倦怠，故知脾虚受湿之症，由是而腹痛头疼，皆属于湿之所致矣。(《薛案辨疏》)

●【评议】 此案患者基本病机为脾虚泄泻，初诊以六君子汤加香、砂健脾化湿、理气和胃而取效。此方即是如今临床常用的香砂六君丸，为四君子汤的衍

---

① 金宪：金都御史的美称，主管都察院。

生方，清·柯琴有云，四君子汤"加陈皮以利肺金之逆气，半夏以疏脾土之湿气，而痰饮可除也，加木香以行三焦之滞气，缩砂以通脾肾之元气，而贲郁可开也，君得四辅则功力倍宣，四辅奉君则元气大振，相得而益彰矣"。此方对于脾胃气虚，痰气交阻之证，疗效良好，是治疗胃肠疾病的常用效方。患者又出现的症状为脾虚湿侵所致，用的是芍药防风汤。对于这首方，同名方剂见于《痘疹全书》（明代）、《医宗金鉴》（清代）和《种痘新书》（清代），或年代不符，或功效相左，又查刘完素《素问病机气宜保命集》中有"防风芍药汤"（防风、芍药、黄芩），并载其主治"泄泻、痢疾初起，身热，头痛微汗，腹痛而渴，脉弦"，与本案病机较为对应，可备一考。

❁ 升阳益胃汤治泄泻恶寒案 ❁

光禄杨立之，元气素弱，饮食难化，泄泻不已，小便短少，洒淅恶寒，体重节痛。余以为脾肺虚，用升阳益胃汤而痊。凡观泄泻，服分利调补之剂，不应者，此肝木郁于脾土，必用升阳益胃之剂，庶可取效。

疏曰：此案洒淅恶寒，是肺经症，然亦有肝木抑郁之象，故用升阳益胃汤，既以补肺为主，而兼有升木祛湿之品，在内为恰当也。及观凡泄泻之不应，方知升阳益胃之妙。盖泄泻症未有不是肝木郁于脾土也，亦未有不是脾胃受湿也。(《薛案辨疏》)

●【评议】 升阳益胃汤为李东垣所制，用于脾胃虚弱，湿蕴中焦之证。方中为重用黄芪，并配伍人参、白术、甘草补气健运；柴胡、防风、羌活、独活升举清阳，祛风除湿；半夏、陈皮、茯苓、泽泻、黄连除湿清热；白芍养血和营。诸药共用，以补脾肺之气为主，兼疏肝祛湿，方证对应，十分恰当，疗效良好。

❀ 肾虚泄泻日夜无度验案 ❀

沈大尹，每五更泄泻，余以为肾泄，用五味子散数剂而愈。后不慎起居，不节饮食，其泻复作，日夜无度，畏寒，饮食且难消化，肥体日瘦，余曰：乃变火衰之症也。遂与八味丸泻止食进。

疏曰：五更泄泻，原属肾火衰症，故当用二神、四神治之。虽然亦有属肾水虚者，更有属肝木乘脾土者，须以脉症参之。至后变火衰之症，用八味丸，泻止食进，是属肾阴虚而火衰者宜之。若肾阳虚而火衰者，宜用二神、四神。若用八味，所谓生柴湿炭，不

能发火，徒滋其湿也。而能辨之者，只在燥湿之分耳。（《薛案辨疏》）

【评议】 五味子散（载于《普济本事方》）由五味子和吴茱萸组成，四神丸之半，温肾固涩，药简力专。患者泄泻虽愈，但体虚难复，遇调摄不慎，病易复发，然肾泄日久，耗伤肾阴，阴损及阳而现畏寒、饮食不消化等症，案后疏曰"肾阴虚而火衰"一语中的，故复发时予八味丸（六味地黄丸加桂、附）治之，以滋肾阴为主，兼补肾阳，药后泻止食进。薛氏重视肾与命门，对八味、六味等方药的运用炉火纯青，此案可见一斑。

土虚火衰季夏泄泻案

一儒者，季夏患泄泻，腹中作痛，饮食无味，肢体倦怠。余用补中益气汤、八味丸月余而痊。后彼云：每秋时必患痢，今则无患何也？余曰：此闭藏之令，不远房帏，妄泄真阳而然。前药善能补真火，火能生脾土，气旺而患免矣。

疏曰：夏季，长夏也，正为土旺之时，当其旺时而患泄泻之症，其土之虚也可知。土既虚，木必克之，斯腹中作痛之所由来也。故既用补中益气以升提之，使必克土者不克。复用八味丸以温补之，使不生者必生。则土既去其仇，更得所助，无怪每秋患痢之症愈也。然余因有所悟焉，每秋患痢，世人皆谓有宿积于肠胃之隐僻处，故至其时而发，当用逐攻之药，以蜡匮服之。不知原有出于闭藏之令不远房帏，妄泄真阳而然耶。其所用药，亦以补中、八味治之，岂必以攻逐去积为主治哉！（《薛案辨疏》）

● 【评议】《素问·脏气法时论》曰："脾主长夏，足太阴阳明主治。"脾属土，旺于长夏，土虚湿盛而泄泻，土虚木乘，故腹痛纳差，因此，治当补土以制木，补火以生土。五行运行，如环无端，脏腑之间，生克相因，把握其动态平衡，是辨析病机和治疗用药的关键。薛钱二家均属深谙此道之人。

脾肾虚寒溏泄清冷案

一儒者，小腹急痛，溏泄清冷，大便欲去不去。余曰：此命门火衰，而脾土虚寒也。用八味丸月余而愈。后闻饮食失宜，前症复作，小腹重坠，此脾气下陷也，用补中益气汤而痊。凡寒月溏泄清冷，腹痛，乃脾肾虚寒，宜用四神丸。若脾肾虚脱，用六君子加姜、桂，如不应，急补命门之火，以生脾土。

疏曰：大便欲去不去，大概皆以为气滞，欲用调气之品。明眼者，亦以为气陷，欲用升补之剂，不知有命门火衰，不能气化，故欲去而不去也。所以然者，因溏泄清冷也。若气滞者，则下利垢滞矣；若气陷者，则小腹重坠矣。故后闻前症复作而小腹重坠，即云脾气下陷而用补中益气矣。至于所谓脾肾虚寒，脾肾虚脱，寒与脱一字之异，而用药有不同处，实堪会心。盖寒则独温其肾，脱则专补其脾，如此治法，岂非毫厘之辨哉？如若不应者，总结上二症之词也。盖虚寒者，既当补命门之火，而虚脱者，不当补命门之火乎？要知脾肾为生化之源，至于虚寒而或虚脱矣，其补母以救子，何可缓耶？故言急也。(《薛案辨疏》)

●【评议】 患者泻下清冷，知是虚寒之证，初以八味丸补肾温阳取效，而后复发，增小腹重坠之症，乃脾气下陷所致，故以补中益气汤益气升阳而获痊愈。对于溏泄清冷为主症的泄泻病，脾肾虚寒用四神丸，脾肾虚脱用六君子汤加姜、桂，同时，补命门之火应贯穿其中，且救急时重用。薛氏总结实为临证心法，非反复实践不能体悟也。

素有痰饮又因悒郁伤脾案

王五十 素有痰饮，阳气已微，再加悒郁伤脾，

脾胃运纳之阳愈惫，致食下不化，食已欲泻，夫脾胃为病，最详东垣，当升降法中求之。脾胃阳虚

人参　白术　羌活　防风　生益智　广皮　炙草木瓜（《临证指南医案》）

❀【评议】　痰饮日久，必有损阳气，又抑郁思虑伤脾，致脾不升清，而使脾胃之阳愈发虚弱，运化功能失司。表现为食入不化，食即欲泻。治当宗东垣健脾益气、升提清阳之法，使清阳升、浊阴降，则病自瘥。药用人参、白术、炙甘草健脾益气，羌活、防风祛风除湿，升提清阳，益智补火生土，陈皮理气和胃，木瓜柔肝和胃化湿。

🌸 湿郁脾阳溏泄案 🌸

周五五　久嗽四年，后失血，乃久积劳伤，酒肉不忌，湿郁脾阳为胀，问小溲仅通，大便仍溏，浊阴乘阳，午后夜分尤剧。

生於术　熟附子（《临证指南医案》）

❀【评议】　患者久嗽四年，后又失血，日久成劳。况又酒肉不忌，此等皆为化生痰湿之物。长此以往，以致湿郁脾阳，发为肿胀，大便溏泄。午后夜分为阴盛之时，故尤为加重。治当温阳除湿，用仲景《金匮

要略》之白术附子汤去姜枣草，专用白术、熟附子两味健脾温阳祛湿，药简力专。

脾肾阳虚泄泻案

陈六二　老人脾肾阳衰，午后暮夜，阴气用事，食纳不适，肠鸣䐜胀，时泄。治法初宜刚剂，俾阴浊不僭，阳乃复辟。

人参一钱半　淡附子一钱　淡干姜八分　茯苓三钱　炒菟丝三钱　胡芦巴一钱

此治阳明之阳也，若参入白术、甘草，则兼走太阴矣。(《临证指南医案》)

某　脾肾虚寒多泻，由秋冬不愈，春木已动，势必克土，腹满，小便不利，乃肿病之根。若不益火生土，日吃疲药，焉能却病？

人参　白术　附子　生益智　菟丝子　茯苓（《临证指南医案》）

张妪　泄泻，脾肾虚，得食胀。

人参　炒菟丝子　炒黄干姜　茯苓　煨益智　木瓜（《临证指南医案》）

吴　阳虚恶寒，恶心吞酸，泄泻，乃年力已衰，更饮酒中虚，治法必以脾胃扶阳。脾胃阳虚

人参　茯苓　附子　白术　干姜　胡芦巴（《临证指南医案》）

⚫【评议】　各案之发病均缘由脾肾虚衰，阳不用事，故治当健脾益气，温补脾肾，益火生土。纵览各案之用药，大抵健脾益气用人参、茯苓、白术之类，温运脾阳用干姜、益智仁之属，温补肾阳则用附子、菟丝子、胡芦巴、益智仁之品。用药精当，后学者可备一用。

❀ 素体阳微湿痰内聚便溏脘闷案 ❀

某三六　阳微体质，湿痰内聚，便溏脘闷，肌麻舌干。清理湿邪，气机升降自安。

金石斛　茯苓　半夏　广皮白　钩藤　白蒺藜（《临证指南医案》）

⚫【评议】　患者素体阳气衰微，又有湿痰内聚，以致气机受阻，升降失司，从而大便溏泄，脘闷不舒。肌麻舌干者，当为湿郁厥阴，而致肝风内动，燥而伤阴。故治当清理湿邪，兼祛肝风。药以茯苓、半夏、广皮白燥湿化痰，钩藤、白蒺藜疏肝祛风，石斛滋阴润舌。

❀ 湿郁脾胃而致气滞里急案 ❀

江　脉缓，脐上痛，腹微膨，便稀，溺短不爽。

此乃湿郁脾胃之阳，致气滞里急，宗古人导湿分消。

用桂苓散方。

生茅术　官桂　茯苓　厚朴　广皮白　飞滑石猪苓　泽泻　炒楂肉（《临证指南医案》）

●【评议】　湿郁中焦，脾胃之阳受阻，气机郁滞，故脐上痛，腹部微膨，小便不利；中焦失却健运，纳食不化，故便稀；脉缓为湿郁之象。治宗古人导湿分消之法，使湿从小便而去，则脾胃之阳得畅，气机得行，病可瘳也。药用桂苓散方，生茅术、茯苓健脾化湿，官桂通阳化气，滑石、猪苓、泽泻淡渗利湿，厚朴、广皮白行气燥湿，炒楂肉和胃消食。

🌸 湿邪弥漫三焦案 🌸

某十四　脘闷，便溏，身痛，脉象模糊，此属湿蕴三焦。

厚朴　广皮　藿香梗　茯苓皮　大豆黄卷　木防己　川通草　苡仁（《临证指南医案》）

某　秋暑秽浊，气从吸入，寒热如疟，上咳痰，下洞泄，三焦蔓延，小水短赤。议芳香辟秽，分利渗湿。

藿香　厚朴　广皮　茯苓块　甘草　猪苓　泽泻

木瓜　滑石　檀香汁

又　进药稍缓，所言秽浊，非臆说矣。其阴茎囊肿，是湿热甚而下坠入腑，与方书茎款症有间，议河间法。

厚朴　杏仁　滑石　寒水石　石膏　猪苓　泽泻　丝瓜叶（《临证指南医案》）

❀【评议】　湿为阴邪，重浊黏腻，易阻气机，蕴于三焦，上则咳嗽咯痰，中则脘闷不舒，下则便溏洞泄，法当治以宣上、畅中、渗下。两案虽皆为湿邪弥漫三焦，然案一病情较为单纯，故直接用解表宣透、理气化湿、淡渗利湿之品即可；案二为暑邪秽浊内侵，尚需考虑清热解暑、芳香辟秽之事，故于方中除清利三焦之药外，又用滑石清热解暑、檀香汁芳香除秽。药后病情略缓，然湿热颇甚，故用刘河间桂苓甘露散增损，清利湿热。

❀ 泄泻治用胃苓汤案 ❀

周　因长夏湿热，食物失调，所谓湿多成五泄也，先用胃苓汤分利阴阳。暑湿热

胃苓汤去甘草。（《临证指南医案》）

温　长夏湿胜为泻，腹鸣溺少，腑阳不司分利，

先宜导湿和中。

胃苓汤。

又　向年阴分伤及阳位，每有腹满便溏，长夏入秋，常有滞下。此中焦气分积弱，水谷之气易于聚湿，或口鼻触入秽邪，遂令脾胃不和，是夏秋调摄最宜加意，拟夏秋应用方备采。天暖气蒸，南方最有中痧痞胀诸恙，未受病前，心怀疑虑，即饮芳香正气之属，毋令邪入为第一义。

藿香梗　白蔻仁　橘红　桔梗　杏仁　郁金　降香　厚朴

夏至后，热胜湿蒸，气伤神倦，用东垣益气汤。若汗出口渴，兼生脉散敛液。（《临证指南医案》）

王二七　自春徂冬，泻白积，至今腹痛，小水不利，想食非宜。脾胃水寒偏注大肠，当分其势以导太阳，胃苓汤主之。中阳湿滞（《临证指南医案》）

席五四　阴疟初愈，不慎食物，清阳既微，健运失司，肠胃气滞，遂为洞泄。且足跗微肿，虑其腹笥欲满，夏季脾胃主令，尤宜淡薄。药以通阳为先，平时脾肾两治。

胃苓汤去白术、甘草，接服黑地黄丸去五味。（《临证指南医案》）

●【评议】　胃苓汤由平胃散和五苓散组成，功可燥湿运脾，行气和胃，通阳化气，利湿行水，临床应用较为广泛，多用于水湿内停，阳不化气之证，病位多在中焦脾胃。以上医案皆以胃苓汤为主治之，但因情况不一，故又都有加减。周案中，病由湿热内侵，饮食失调，而致湿邪内蕴，脾胃失和，治以胃苓汤，虑及"甘者，令人中满"，故去甘草。温案亦为湿邪侵袭，致腑阳功能失职，不能分利水湿，故用胃苓汤导湿和中，后因长夏入秋之时，常有滞下，故予以夏秋调摄之剂，有备无患。王案之病缘由脾胃之水寒下注大肠，故用胃苓汤分利寒水，通阳化气。席案阴疟初愈，因食物不慎，清阳微弱，致脾不健运，气滞肠胃，而为洞泄，方用胃苓汤去易令中满之白术、甘草，以健脾除湿，通阳化气，黑地黄丸去酸收碍湿之五味子，补脾益肾。

🌸 伤暑泄泻案 🌸

某　阴疟久伤成损，俯不能卧，脊强，脉垂，足跗浮肿。乃督脉不用，渐至伛偻废疾。近日暑湿内侵泄泻，先宜分利和中。

厚朴　藿香　广皮　茯苓　泽泻　木瓜　炒扁豆　炒楂肉　炒砂仁（《临证指南医案》）

蔡二 气短少续为虚，近日腹中不和，泄泻暑伤。先以清暑和脾，预防滞下。

厚朴 广皮 炙草 茯苓 泽泻 炒扁豆 麦芽 木瓜 炒楂肉 砂仁

又 香砂异功散。(《临证指南医案》)

❀【评议】 两案均为伤暑泄泻，案一虽有故疾，然须分清标本缓急，刻下暑湿内侵而致泄泻，当先治此为要。案二虽有气短少续，然腹中不和，暑伤泄泻为急，亦当先清暑止泻。两案皆用厚朴、陈皮、砂仁行气化湿，茯苓、泽泻、炒扁豆健脾利湿，木瓜、炒楂肉和胃化湿，案二考虑患者有气短之症，故加用炙甘草、麦芽补中和胃益气。

🌸 湿邪郁蒸清浊不分案 🌸

陈 脉缓大，腹痛泄泻，小溲不利。此水谷内因之湿，郁蒸肠胃，致清浊不分。若不清理分消，延为积聚粘腻滞下，议用芩芍汤。

淡黄芩 生白芍 广皮 厚朴 藿香 茯苓 猪苓 泽泻(《临证指南医案》)

❀【评议】 湿邪有内外之分，久居湿地、雨露内侵、汗后沐浴皆为外感湿邪，饮食劳倦所致则为内伤之湿。此案缘由水谷之湿，故为内伤。湿邪郁蒸肠胃，气机不畅，故有腹痛；清浊不分，故有泄泻、小便不利。治当清理分消，方用芩芍汤加减。方中黄芩清热燥湿，白芍缓急止痛，陈皮、厚朴、藿香行气燥湿，茯苓、猪苓、泽泻淡渗利湿，使肠道分清泌浊功能恢复，则疾病可愈。

泄泻治用五苓散案

程　诊脉肝部独大，脾胃缓弱，平昔纳谷甚少，而精神颇好，其先天充旺不待言矣。目今水泻，少腹满胀，少腹为厥阴肝位，由阴阳不分，浊踞于下，致肝失疏泄。当以五苓散导水利湿，仿古急开支河之法。(《临证指南医案》)

倪六七　阳伤湿聚，便溏足肿。

粗桂枝　生白术　木防己　茯苓　泽泻

又　脉紧，足肿便溏，阳微湿聚，气不流畅，怕成单胀，照前方加茵陈。

又　晨泄肢肿。

生白术　桂枝木　淡附子　茯苓　泽泻(《临证指南医案》)

【评议】　五苓散为《伤寒论》中治疗阳不化气，

水湿内停的经典方剂，由茯苓、猪苓、泽泻、白术、桂枝五味组成，其中茯苓、猪苓、泽泻淡渗利湿，白术健脾燥湿，桂枝通阳化气。人体之水液代谢有赖肝之疏泄，肺之宣肃，脾之运化，肾之气化。程案中之水泻缘由肝木失其疏泄，致使水液不走小便而径走肠道。故用五苓散导水利湿，旁开支河，使湿从小便而走，亦有"利小便而实大便"之意。倪案为阳伤湿聚，方药亦为五苓散之意，去淡渗利湿之猪苓，加祛风利水消肿之木防己。后因晨泄，改为附子，则为增进温阳化气之力。

❀ 小儿久泻兼发疮痏案 ❀

黄九岁　久泻兼发疮痏，是湿胜热郁，苦寒必佐风药，合乎东垣脾宜升、胃宜降之旨。

人参　川连　黄柏　广皮　炙草　生於术　羌活　防风　升麻　柴胡　神曲　麦芽（《临证指南医案》）

🔹【评议】《素问·六元正纪大论》云："火郁发之。"久泻缘由湿胜，疮痏因乎热郁，故在治以苦寒之品之时，必当佐以风药，借其升发之性以散发热郁。东垣脾宜升、胃宜降之旨亦源自《黄帝内经》。方中人参、广皮、炙草、於术健脾益气，川连、黄柏苦寒燥湿，羌活、防风、升麻、柴胡升发热郁，神曲、麦芽和胃消食。

中暑致泻宜清上焦气分案

王氏　头胀，喜冷饮，咳呕心中胀，泄泻不爽。此为中暑，故止涩血药更甚，舌色白，议清上焦气分。

石膏　淡黄芩　炒半夏　橘红　厚朴　杏仁（《临证指南医案》）

【评议】　泄泻缘由颇多，外感内伤累及脾胃者，皆可致之。此案缘于中暑，故不宜用涩肠止泻之药，而当先清暑邪，则泄泻自止。头胀，喜冷饮，咳呕，心中胀，皆为上焦气分有热之症。舌色白，非失血而虚也，故用止涩血药益甚。药用石膏、黄芩清气分之热，半夏、橘红、厚朴、杏仁宽胸理气。

雨湿凉气乘于脾胃案

某氏　雨湿凉气，乘于脾胃，泄泻之后，腹膨减食，宜健中运湿。

焦白术炭　厚朴　广皮　生谷芽　炒扁豆　木瓜茯苓　泽泻（《临证指南医案》）

🌼【评议】 此案病因病机较为直接简单，缘于外感雨湿凉气客于脾胃，使中焦失运，发为泄泻，继而腹部膨满，不思饮食。治以健中运湿即可。方中焦白术炭、炒扁豆、木瓜温化寒湿，涩肠止泻，厚朴、广皮行气燥湿，茯苓、泽泻淡渗利湿，生谷芽和胃消食。使寒湿去，中焦运，泄泻则愈。

🌸 水土禀质治须调理太阴脾脏案 🌸

某氏 脉沉缓，肌肉丰盛，是水土禀质，阳气少于营运行，水谷聚湿，布及经络，下焦每有重着筋痛，食稍不运，便易泄泻，经水色淡，水湿交混。总以太阴脾脏调理，若不中窾，恐防胀病。

人参 茯苓 白术 炙草 广皮 羌活 独活防风 泽泻 （《临证指南医案》）

🌼【评议】 案中患者一派水湿内停之象，湿邪留于下焦，则重着筋痛；留于肠胃，则便易泄泻；留于胞宫，则经水色淡，水湿交混；脉沉缓亦为佐证。治当强健脾土，壮土制水，兼以淡渗利湿。方中人参、茯苓、白术、炙草为补土之品，广皮行气燥湿，羌活、独活、防风为风药，可醒脾胜湿，另用泽泻淡渗利湿。

腑阳不运宜通不宜涩案

陆五一　当脐动气，子夜瘕泄，昼午自止，是阳衰寒湿泣凝，腑阳不运，每泻则胀减，宜通不宜涩。

制川乌　生茅术　茯苓　木香　厚朴　广皮
(《临证指南医案》)

【评议】　子夜为一日阴气最盛之时，昼午为一日阳气最旺之刻。子夜瘕泄，昼午自止，可见患者病在阳气虚衰，腑阳不运，以致寒湿凝滞。每泻胀减者，积滞从泻而去也。故治当以温通，不宜敛涩。药用制川乌温阳散寒除湿，生茅术、茯苓健脾燥湿，木香、厚朴、广皮行气导滞。

热病日久不愈而致厥阴犯胃案

朱　消渴干呕，口吐清涎，舌光赤，泄泻，热病四十日不愈。热邪入阴，厥阳①犯胃，吞酸不思食，久延为病伤成劳。

川连　乌梅　黄芩　白芍　人参　诃子皮 (《临证指南医案》)

【评议】　热病四十日不愈，必侵及阴分，厥阴

① 阳：按文意，当为"阴"。

肝木受累，克犯胃土，使胃失和降，不能受纳，故有干呕、泄泻、不思饮食；舌光赤为热盛伤阴之候；吞酸者，为热在厥阴也。迁延日久，病伤成劳。治当清热养阴，涩肠止泻。药用川连、黄芩清解热邪，乌梅、白芍酸甘化阴，人参益气养阴，诃子皮涩肠止泻。

阳明胃虚厥阴肝风内动案

王　霍乱后痛泻已缓，心中空洞，肢节痿弱。此阳明脉虚，内风闪烁，盖虚象也。异功去参、术加乌梅、木瓜、白芍。

又　上吐下泻之后，中气大虚，身痛肢浮，虚风内动，以补中为法。

异功散加木瓜、姜、枣。（《临证指南医案》）

某　腹鸣晨泄，巅眩脘痹，形质似属阳不足，诊脉小弦，非二神、四神温固之症。盖阳明胃土已虚，厥阴肝风振动内起，久病而为飧泄。用甘以理胃，酸以制肝。

人参　茯苓　炙草　广皮　乌梅　木瓜（《临证指南医案》）

❀【评议】　两案之病机均为阳明胃土虚弱，厥阴肝风内动。故治法当以甘味理胃，酸味制肝，酸甘化阴，补胃制肝。方取异功散加减，案一为去温燥之参、术，加酸敛之乌梅、木瓜和白芍，案二为去温燥之术，加酸敛之乌梅、木瓜。另，案一复诊之时，中气大虚，故用异功散加木瓜、姜枣，以补中为法。此处值得一提的是，异功散为叶氏治中、理中、和中的常用之剂，在其他治中法案中亦有提及，学者当知。

泄木安土法与扶土制木法治疗泄泻案

某　头痛损目，黎明肠鸣泄泻，烦心，必目刺痛流泪，是木火生风，致脾胃土位日戕。姑议泄木安土法。

人参　半夏　茯苓　炙草　丹皮　桑叶（《临证指南医案》）

朱　经月减食泄泻，下焦无力，以扶土泄木法。（《临证指南医案》）

人参　焦术　炒益智　茯苓　木瓜　广皮

程　劳损经年，食入腹胀痛泻，心中寒凛，肤腠热蒸。此阳不内潜，脾胃久困，万无治嗽清降之理。议用戊己汤，扶土制木法。（《临证指南医案》）

●【评议】　泄木安土与扶土制木均为治疗肝木乘克脾胃之土而引发泄泻的方法。虽然看似都在扶助脾胃、克制肝木，但实则有所差别。泄木安土重在泄木，治疗木旺克土的病症；而扶土制木则重在扶土，治疗土虚木乘的病症。以上案例中，案一乃木火生风，克伐脾胃，故当治以泄木安土之法；而案二和案三则为病久脾胃已虚，肝木来乘，故应治以扶土制木之法。几字之差，意义迥异，学者当谨慎待之。

络病久服泄肝破气之药致脾胃受困案

叶三六　左胁气胀，在皮膜之里，此络脉中病也。泄肝破气久服，脾胃受困，而为泄泻。得养中小愈，然以药治药，脉络之病仍在。

半夏　桂枝　茯苓　远志　归须　橘红

姜枣汤泛丸。（《临证指南医案》）

【评议】　气滞络脉之病，治以行气通络之品即可。然久服泄肝破气之药，伤肝耗气，脾胃同居中焦，亦受殃及，从而导致泄泻。治法当以养中为妙，然始发之脉络之病尚在，故于半夏、茯苓、桂枝等治中药里加以远志、归须、橘红通络之品，并以姜枣汤和胃养中。

胆郁伤脾痛泻案

某　脉右弦，腹膨鸣响痛泻，半年不痊，此少阳

木火郁伤脾土，久则浮肿胀满。法当疏通泄郁，非辛温燥热可治。胆郁伤脾

黄芩　白芍　桑叶　丹皮　柴胡　青皮（《临证指南医案》）

● 【评议】　胆为甲木，禀少阳之性，司升发之职。郁而不发，则易横克脾土，而致痛泻腹鸣，脉弦，日久则会浮肿胀满。故治法当以疏通为主，药用黄芩、白芍、丹皮清泻热邪，桑叶、柴胡透表解郁，青皮行气散郁。诸药合用，使少阳胆木之职恢复，则病可愈。

❀ 补法不效改用通法案 ❀

赵　晨泄难忍，临晚稍可宁耐，易饥善食，仍不易消磨，其故在乎脾胃阴阳不和也。读东垣《脾胃论》，谓脾宜升则健，胃宜降则和。援引升降为法。

人参　生於术　炮附子　炙草　炒归身　炒白芍
地榆炭　炮姜灰　煨葛根　煨升麻

又　肠风鸣震，泄利得缓，犹有微痛而下，都缘阳气受伤，垢滞永不清楚，必以温通之剂为法。

生茅术三钱　炙草五分　生炮附子一钱　厚朴一钱
广皮一钱　制大黄五分（《临证指南医案》）

朱四一　久泻无有不伤肾者，食减不化，阳不用

事，八味肾气，乃从阴引阳，宜乎少效，议与升阳。

鹿茸　人参　阳起石　茯苓　炮附子　淡干姜

又　久泻必从脾肾主治，但痛利必有粘积，小溲短缩不爽，温补不应，议通腑气。

厚朴　广皮　茯苓　猪苓　泽泻　川连　煨木香炒山楂　炒神曲（《临证指南医案》）

【评议】　两案均为初用补法不效，继而改用通法。赵案中，初诊援引东垣之温升法，然效不显著，缘由阳气不足，肠垢尚在，故当以温中通下之法施治，此从初诊时的"易饥善食"但"不易消磨"可见一斑。遂改用温通之剂温脾汤加减。朱案中，初用温补之法，然却不应，二诊时得知其有痛利，知为黏积所致，故改用通腑之法，通利小便。由此观之，临证之时，对于病情必须详加探察，如此方能药到效出。

治中法疗泄泻案

金五八　能食不化，腹痛泄泻，若风冷外乘，肌肉着冷，其病顷刻即至。上年用石刻安肾丸，初服相投，两旬不效，知是病在中焦，不必固下矣。自述行走数十里，未觉衰倦，痛处绕脐。议用治中法，足太阴阳明主治。

生於术　生茅术　生益智　淡干姜　胡芦巴　茯苓　木瓜　荜茇（《临证指南医案》）

王三五　三年久损，气怯神夺。此温养补益，皆护元以冀却病，原不藉乎桂、附辛热，以劫阴液。今胃减咽干，大便溏泄经月，夏三月脾胃主候，宜从中治。

人参　炒白芍　炙草　煨益智　炒木瓜　茯苓　广皮（《临证指南医案》）

金　冲年遗恙，先天最薄，夏秋疟伤，食少不运，痞胀溏泻，都是脾胃因病致虚。当薄味调和，进治中法。

人参　益智　广皮　茯苓　木瓜　炒泽泻　谷芽　煨姜（《临证指南医案》）

某二十　色白，脉软，体质阳薄，入春汗泄，神力疲倦，大便溏泄不爽。皆脾阳困顿，不克胜举，无以鼓动生生阳气耳。刻下姑与和中为先。脾阳虚

益智仁八分　广皮一钱　姜灰七分　茯苓三钱　生谷芽三钱（《临证指南医案》）

◉【评议】　治中法为叶氏治疗泄泻时的常用之法，从上可以看出，此法用于两种情况。一是病在中焦，然中气未虚。如案一中，石刻安肾丸为温肾固精之品，用之两旬不效，故知病不在下焦而在中焦。况"行走数十里，未觉衰倦"，知非清气下陷之泄泻。于

是，治以健脾燥湿、温阳散寒止痛之品而效。二是或素体虚弱，或病程日久，以致中气不足而溏泄。此时需用温养补益之剂，缓缓图之，万不可用大辛大热之品，以防劫阴。王案之方为异功散加减，去白术之香燥，加白芍补益脾阴，益智温润开胃，木瓜甘酸益胃，总体为温润平补之剂。后两案皆以此消息加减。

🌸 伤湿泄泻仿用仲景肾着汤意案 🌸

李氏　脉沉，形寒，腰髀，牵强腹鸣，有形上下攻触，每晨必泻，经水百日一至，仿仲景意。

茯苓　炮淡干姜　生於术　肉桂（《临证指南医案》）

🌸【评议】　从案中可以看出，患者伤湿较为严重，腰髀牵强、腹鸣、有形上下攻触皆为水湿作祟，形寒、每晨必泻、经水百日一至则为阳气已伤、里寒严重，脉沉可为佐证。此与《金匮要略》中的肾着之病颇为相似，故仿肾着汤之意。去其中甘草以防甘腻碍湿，加肉桂增强温阳化气之力。

🌸 治中法合用四神丸治泄泻案 🌸

龚五二　诊脉两关缓弱，尺动下垂，早晨未食，心下懊憹，纳谷仍不易化。盖脾阳微，中焦聚湿则少运，肾阴衰，固摄失司为瘕泄，是中宜旋则运，下宜封乃藏，是医药至理。议早进治中法，夕用四神丸。（《临证指南医案》）

陈氏　产育十五胎，下元气少固摄，晨泄。自古治肾阳自下涵蒸，脾阳始得运变，王氏以食下不化为无阳。凡腥腻沉着之物当忌，早用四神丸，晚服理中去术、草加益智、木瓜、砂仁。（《临证指南医案》）

●【评议】　两则医案均涉及中下二焦，且治法颇为类似。中焦因于脾阳衰微，下焦缘乎肾气不固。故治中焦者，龚案用前文所述之治中法温润平补，陈案用理中去甘腻之术、草，加温润之益智、木瓜、砂仁，意与治中法同。治下焦者，皆用四神丸温肾固摄。所异者，服用时间尔。盖龚氏早晨中焦不运，故早进治中法；陈氏晨泄，故早用四神丸也。

🌼 劳损伤及奇经而致痛泻案 🌼

顾氏　阅病原是劳损，自三阴及于奇经，第腹中气升胃痛，暨有形动触，冲任脉乏。守补则滞，凉润则滑，漏疡久泻寒热，最为吃紧。先固摄下焦为治。

人参　炒菟丝饼　芡实　湖莲　茯神　赤石脂
(《临证指南医案》)

【评议】　患者病由劳损，因足三阴经脉皆行于
腹部，而冲任二脉亦同行于腹部，故自三阴及于冲
任，致使冲任不固。腹中时有气上逆，攻窜胃痛，为
冲任气逆也。久泻之病，守补、凉润皆非所宜，然漏
疬久泻寒热之症又刻不容缓，故先固摄下焦为急。治
以温润补益之品，固摄冲任。

脾肾阳虚瘕泄案

僧五五　瘕泄一年，食减腹鸣，属脾肾阳衰，近
腹中微痛，兼理气滞，用陈无择三神丸。(《临证指南
医案》)

某　肾虚瘕泄。

炒香菟丝子　生杜仲　炒焦补骨脂　茴香　云
茯苓

又　阳微，子后腹鸣，前方瘕泄已止。

人参　炒菟丝子　炒补骨脂　湖莲肉　芡实　茯
苓 (《临证指南医案》)

顾　脾肾瘕泄，腹膨肢肿，久病大虚，议通补中

下之阳。

人参　川熟附　茯苓　泽泻　炒黄干姜（《临证指南医案》）

某　肾虚瘕泄，乃下焦不摄，纯刚恐伤阴液，以肾恶燥也。早服震灵丹二十丸，晚间米饮汤调服参苓白术散二钱，二药服十二日。（《临证指南医案》）

【评议】　关于瘕泄，《灵枢·经脉》云："是主脾所生病者……溏，瘕泄……"《难经》在论述"五泄"时亦有"大瘕泄者，里急后重，数至圊而不能便，茎中痛"的记载。从以上叶氏四则医案可见，瘕泄多缘由脾肾阳虚，下焦不固，而以肾阳虚为主。治法则多为温补脾肾之阳，固摄下焦。药用菟丝子、补骨脂、五味子、芡实等温润之品温阳固涩，以防辛燥太过而伤肾。临床上，亦可仿案四中早服震灵丹固摄之剂，晚用米饮汤调服参苓白术散，以补肠胃之津液。

气虚下陷门户不藏案

某　气虚下陷，门户不藏。气虚下陷

人参　黄芪　广皮　炙草　归身　炒白芍　防风　升麻（《临证指南医案》）

●【评议】 气者，所以防御、推动、温煦、固摄者也。脾气亏虚，清阳不升，而致门户不藏，下利不止。仿东垣之补中益气汤，人参、黄芪、广皮、炙草健脾益气，归身、白芍养血和营，防风、升麻升提清阳，如此则气足而固摄有力，泻利自止。

🏵 阳虚泄泻治以温补案 🏵

胃主纳，脾主运。能食不化，泄泻，治在太阴脾脏。此脏为柔脏，阳动则能运，凡阴药取味皆静，归、地之属，反助病矣。

淡附子　淡干姜　生益智　生砂仁　人参　茯苓（《叶氏医案存真》）

暑湿乃夏秋时令之病，其邪先着气分，氤氲蒙昧，有形无质，医投攻夺，乃有形治法。气伤阳损，至今肢冷溏泄，何一非阳微肿胀之征？此宜温补下中，莫治眼前。

人参　白术　木瓜　淡附子　益智仁　炒广皮厚朴（《叶氏医案存真》）

述胸脘胀痞，不饥不食，大便溏滑，已有五年。夫胸中乃清气转旋。清阳失运，浊气凝聚为患，水谷气蒸之湿，湿胜遂成五泄，阳气日微，宣脾阳，可使气机之运，气行湿自去耳。

生白术　益智仁　真茅术　厚朴　茯苓　荜拨　广木香　新会皮（《叶氏医案存真》）

❀【评议】　三案均为阳虚而致泄泻，案一缘由脾阳不足，失于健运，而致能食不化，泄泻；案二因于外感暑湿，损伤阳气，而致肢冷溏泄；案三起于清阳失运，而致湿邪凝聚，阳气日微。治法均涉及温补，方药案一与案二均有人参、附子、益智仁，用以温阳健脾益气；案三则用益智仁、荜茇温中散寒。案一加干姜、砂仁、茯苓，增强温运之力；案二因有湿邪，故加用白术健脾化湿，木瓜和胃化湿，炒广皮、厚朴行气燥湿。案三同为湿邪作祟，故加用白术、茅术、茯苓健脾燥湿，厚朴、木香、新会皮畅行气机，使气行湿去。

❀ 外感秽气分布三焦案 ❀

臭秽触入，游行中道，募原先受，分布三焦上下。头胀，脘闷，洞泄。以芳香逐秽法。

藿香梗　生香附　茯苓皮　白豆蔻　飞滑石　炒厚朴　新会皮（《叶氏医案存真》）

❀【评议】　外感臭秽之气，从募原进至三焦，留于上焦则头胀，留于中焦则脘闷，留于下焦则洞泄。

故治以芳香逐秽法，药用藿香梗、白豆蔻芳香化湿除秽，生香附、炒厚朴、新会皮调畅气机兼以燥湿，茯苓皮、滑石清理湿邪。

产后久泻伤肾治当脾肾两补案

久泻无不伤肾，况兼产后起因，补中必当理下，是为脾肾两补。

五味子　生杜仲　云茯苓　杜芡实　菟丝粉　台人参　补骨脂　焦白术（《叶氏医案存真》）

【评议】 患者病起产后，本有气血耗伤，又泻日久，必伤肾气，故治当脾肾两补。药用茯苓、人参、白术健脾益气，五味子、杜仲、菟丝粉、补骨脂温肾止泻，芡实益肾补脾。

小儿蛔动肝厥内风袭胃案

久泻欲呕，腹中有形，升起痛楚，小便不利，喜食麦面，皆肝厥，内风袭胃之症。缘稚年惊恐，多烦多哭，气逆风旋，蛔不自安而动。久调必痊，必当苦降辛宣酸泄，风木得和，脾胃可安。东垣老人治脾胃，必先远肝木矣！

川黄连　白芍　乌梅　干姜　桂木　人参　川楝

111

子　川红椒炒黑

　　为末，乌梅肉为丸，每服二钱，米饮下，忌食甘。
（《叶氏医案存真》）

　　❀【评议】　此案病由小儿善惊易恐，烦哭无度，以致气机逆乱，肝风内旋，蛔虫不安而动，脾胃亦遭池鱼之殃也。法当治以苦降辛宣酸泄，方取乌梅丸之意。其中黄连、白芍、乌梅、川楝子苦降酸泄，干姜、桂木、川红椒味辛宣散，人参补中益气。如此风木得和，蛔虫自安，脾胃亦无恙也。

❀ 阴虚泄泻治以酸甘化阴法案 ❀

　　陆太仓，三十二岁　阴损瘕泄，以酸收甘补。

　　人参　茯神　炒白芍　熟地炭　炙甘草　五味子
山药浆丸。（《叶天士晚年方案真本》）

　　戴太兴，廿八岁　色脉是阴虚，其喉妨纳，乃阴乏上承，热气从左升，内应肝肾阴火，前议复脉。大便滑泻，知胃气久为病伤，不受滋阴。必当安闲静室以调，非偏寒偏热药能愈。

　　人参　扁豆　川斛　茯神　木瓜　北沙参（《叶天士晚年方案真本》）

　　❀【评议】　两案之泄泻均与阴伤有关，案一为阴损瘕泄，案二中色脉为阴虚之象。案一治以酸收甘补之法，药用人参、茯神、熟地炭、炙甘草之甘补，炒白芍、五味子之酸收；案二先议复脉汤滋阴，然因病久胃气已伤，不受滋补，故用人参、扁豆、川斛、茯神、木瓜、北沙参等温和平补之药，酸甘化阴。

🌸 下元亏虚内风突来而致痱中案 🌸

陆西淮，六十一岁　人到花甲，下元先亏，嗜酒湿聚，便滑，视面色雄伟，精采外露，加劳怒内风突来，有痱中之象。

七宝美髯丹加三角胡麻。（《叶天士晚年方案真本》）

🔅【评议】　患者年过花甲之岁，下元肝肾已亏，又因嗜好饮酒，而致湿聚便滑，望诊其有痱中之象也。故治以七宝美髯丹温补肝肾。所加之三角胡麻，即茺蔚子，功可清肝活血。

🌸 脘腹胀满大便溏泄治当理阳宣通案 🌸

陈东仓，三十三岁　脉小缓涩，自胃脘胀至少腹，大便已溏泄。肝苦辛，小效不愈，少壮形色已衰。法当理阳宣通，虑其肿浮腹大。

人参　木瓜　广皮　炮姜　益智　茯苓（《叶天士晚年方案真本》）

⚫【评议】　脉小缓涩，脘腹胀满，大便溏泄，缘由阳气不足，宣通不利也。肝苦辛，小效不愈，是因治不在肝也。值少壮之年，形色已衰，又虑其肿浮腹大，故治以理阳宣通之法，药用人参、茯苓健脾益气，木瓜、广皮和胃行气，炮姜、益智温运中阳。

🏵 泄泻损液伤络案 🏵

王司前，十三岁　液被泻损，口渴，舌白面黄，不是实热。血由络下，粪从肠出，乃异歧也。

炒归身　炒白芍　煨葛根　炒南楂　炒焦麦芽
炒荷叶（《叶天士晚年方案真本》）

⚫【评议】　泄泻而致损液伤络，故口渴，舌白面黄，血从络出。诸症与实热之象颇为相似，然非实热也。故不可以实热治之，当养阴和络，生津止渴。治以炒归身、炒白芍养血和络，炒荷叶收涩止血，煨葛根生津止渴、升阳止泻，炒南楂、炒焦麦芽和胃消食。

🏵 积劳阳伤便泻治以温补案 🏵

戈六十岁　便泻几年，粪内带血，肌肉大瘦，色黄无力，延及夏秋，食物大减。是积劳阳伤，受得温补，可望再苏。

附子理中汤。(《叶天士晚年方案真本》)

🌀【评议】　患者值耳顺之年，正气渐衰，又便泻日久，以致便血，消瘦，纳减。此皆因积劳成疾，阳气受损也。故用温补之剂附子理中汤补虚回阳，温中益气，以期阳回病退。

🌀 瓜水伤阳而致渴泻腹鸣案 🌀

陈关上，十九岁　瓜水辛寒伤阳，渴泻腹鸣。

公丁香柄　诃子皮　官桂　生广木香　茯苓　炮黑姜　茅术　新会皮　厚朴(《叶天士晚年方案真本》)

🌀【评议】　案中病起饮用瓜水而致阳气受损，进而导致阳不化气，湿邪弥漫，出现口渴、腹泻、腹鸣之症。故治以温中散寒，化湿止泻，药用公丁香柄、官桂、炮黑姜温中散寒，木香、新会皮、厚朴行气燥湿，茯苓、茅术健脾化湿，诃子皮涩肠止泻。

🌀 风干肠胃而致泄泻案 🌀

休邑一女人，年四十余，患泄泻，谓是脾虚，用参、术补剂，泻益甚，渐至完谷不化。谓是虚而且寒，用参、术、桂、附温补之药，飧泄更甚。服药月余，终不见效。壬戌秋月，余在休邑，邀为视之。两关脉浮而有力。余曰：此风干肠胃，非虚寒也。风性最速，食物方入胃，即传而出，故完谷不化。用温补则风势益劲，传递更速矣。余用桂枝、防风、苍术、薏苡、泽泻、陈皮、柴胡、升麻、白芍。服四剂全愈。(《医验录》)

●【评议】 此案之病从脉象可知，缘于外感风邪，内干肠胃。风者，善行而数变，其性最速，故食入即出，完谷不化。前用温补之品不效，反使风势更劲，泄泻益甚。法当治以祛风健脾，化湿止泻。药用桂枝、白芍仿桂枝汤调和营卫，防风、柴胡、升麻解表祛风，苍术、薏苡、泽泻、陈皮健脾行气利湿。药随证施，服之即愈。

❀ 大肠寒清小便精出案 ❀

《衍义》。治一人，大肠寒清，小便精出，诸热药服及一斗二升，未效。后教服赤石脂、干姜各一两，胡椒半钱，同为末，醋糊为丸如梧子大，空心及食前米饮下五七十丸，终四剂，遂愈。 (《医学纲目》)

（《续名医类案》）

◎【评议】《衍义》一书全名为《本草衍义》，为北宋寇宗奭编著而成。患者大肠寒清，小便精出，当为虚寒滑泄之证。用热药而不效者，为药不对证也。后之方中，赤石脂性温、味甘酸涩，可涩肠止泻；干姜、胡椒皆性热、味辛，可温中散寒。醋糊者，取其酸敛收涩之性也。米饮下之，能和胃气。如此方药对证，四剂而愈。

洞泄寒中案

维阳府判赵显之，病虚羸，泄泻褐色，乃洞泄寒中证也。每闻大黄气味即注泄。张诊之，两手脉沉而软。令灸水分穴一百余壮，次服桂苓甘露散、胃风汤、白术丸等药，不数月而愈。（《续名医类案》）

◎【评议】《素问·金匮真言论》云："长夏善病洞泄寒中。"《圣济总录》谓："洞泄，谓食已即泄，乃飧泄之甚者。""阴盛生内寒，故令人腑脏内洞而泄，是为洞泄寒中之病。"指出洞泄缘于阴寒内盛。此案中从服用清暑利湿之桂苓甘露散可以推测，患者当有外感暑湿之象。患者脉沉为阴寒内盛之征，脉软为湿邪偏盛、身体虚羸之象。故先治以灸法温中散寒，强壮身体，水分穴为任脉之要穴。次服桂苓甘露散、胃风汤、白术丸等补中益气、健脾化湿之剂，药中肯綮，不数月而愈。

❀ 伤风飧泄治以汗法案 ❀

赵明之米谷不消，腹作雷鸣，自五月至六月不愈。诸医以为脾受大寒，故泄，与圣散子、豆蔻丸，虽止一二日，药力尽而复作。诸医不知药之非，反责病之不忌口。张至而笑曰：春伤于风，夏必飧泄。飧泄者，米谷不化，而直过下出也。又曰：米谷不化，热气在下，久风入中。中者，脾胃也。风属甲乙，脾胃属戊己，甲乙能克戊己，肠中有风，故鸣。《经》曰：岁木太过，风气流行，脾土受邪，民病飧泄。诊其两手，脉皆浮数，为病在表也，可汗之，直断曰：风随汗出。以火二盆，暗置床下，不令病人见火，恐增其热，招之入室，使服涌剂，以麻黄投之，既乃闭其户，从外锁之。汗出如洗，待一时许，开户，减火一半，须臾汗止，泄亦止。（喻嘉言治周信川用火之法，殆祖于此。）（《续名医类案》）

❀【评议】 患者泄泻起于伤风，前医不知，以为中寒，故用圣散子、豆蔻丸等温脾止泻之剂，虽稍有功效，可止几日，然药尽复作矣。张氏诊其脉象，两皆浮数，知为伤风，病在表也，故可用汗法，使风随汗出。遂用火盆置于床下，并投麻黄等发汗之药，使其汗出，待汗止，泄泻亦止。伤风泄泻虽在经典有所记载，但于临床常被医者忽视，往往拘泥于虚寒、湿胜等。观此脉案，为医者当细心领会，铭记于心。

脏腑滑泄病在少阳案

麻知几妻，当七月间，脏腑滑泄，以降火之药治之，少愈。后腹胀及乳痛，状如吹乳，头重壮热，面如渥丹①，寒热往来，嗌干呕逆，胸胁痛不能转侧，耳鸣，食不可下，又复泄泻。麻欲泻其火，则脏腑已滑数日矣；欲以温剂，则上焦已热实。不得其法，请张未至，因检刘河间方，惟益元散正对此证，能降火，解表止渴，利小便，定利安神。以青黛、薄荷末调二升，（青黛、薄荷用得妙，所以能散少阳之邪也。）置之枕右，使作数次服之。夜半，遍身冷汗出如洗，先觉足冷如冰，至此，足大暖，头顿轻，肌凉痛减，呕定利止。及张至，麻告之已解。张曰：益气固宜，此是少阳证也。能使人寒热偏剧，他经纵有寒热，亦不至

① 渥丹：百合科百合属多年生草本植物，花直立呈星状开展，深红色。

甚。既热而又利，何不以黄连解毒汤服之？乃令诊脉，张曰：娘子病来，心常欲痛哭为快否？妇曰：欲如此，予亦不知所谓。张曰：少阳相火，凌烁肺金，金受屈制，无所投舍。肺主悲，故但欲痛哭而为快也。（子和之学如此，是真能洞见癥结者，岂后学所可轻议。）麻曰：脉初洪数有力，服益元散后已平，又闻张之言，便以当归、白芍和解毒汤味数服之，大瘥。（《续名医类案》）

●【评议】 此案泄泻，初看颇为棘手，如文中所言，"欲泻其火，则脏腑已滑数日矣；欲以温剂，则上焦已热实"。然细审症状，则可窥见端倪。案中所云"寒热往来，嗌干呕逆，胸胁痛不能转侧，耳鸣"，皆为少阳症状。益元散见于刘完素《黄帝素问宣明方论》，由滑石、甘草组成，功可清暑利湿。《伤寒标本心法类萃》卷下称之为六一散，流传至今。青黛、薄荷可以散少阳之邪热，故用后得解。子和诊脉后之所言，可见其为真能发现病之原由者。故其后麻氏依张之言用药，病乃痊愈。

🌸 便少而频治以通因通用案 🌸

刘仓使大便少而频，日七八十次，常于两股间，悬半枚瓠芦，如此十余年。张见而笑曰：病既频，欲通而不得通也，何不大下之？此通因通用也，此一服药之力耳。乃与药大下之，三十余行，顿止。(《续名医类案》)

●【评议】 刘仓使大便日七八十次者，缘由肠中积滞阻碍，故通而不畅，欲通而不得通，如此又使肠中有积，恶性循环。惜十余年间，未得明医。张氏见后，一语中的，治以通因通用之法，与药大下之，大便三十有余，使宿积排出，肠道通畅，则积滞不再生，大便亦恢复正常。此案告诫后学者，泄泻下利不能一味涩肠止泻，还须考虑通因通用之法。

久泄遍治无效得饮食调摄而愈案

一男子病泄十余年，豆蔻、阿胶、诃子、龙骨、乌梅、枯矾，皆用之矣，中脘、脐下、三里，岁岁灸之，皮肉绉①槁，神昏足肿，泄如泔水，日夜无度。张诊其两手脉沉微，曰：生也。病人忽曰：羊肝生可食乎？曰：羊肝止泄，尤宜食。病人悦，食一小盏许，以浆粥送之，几半升，续又食羊肝生，一盏许，次日泄减七分，如此月余而安。夫胃为水

---

① 绉：古同"皱"。

谷之海，不可虚怯，虚怯则百邪皆入矣。或思荤蔬，虽与病相反，亦令少食，图引浆粥，此权变之道也。若专以淡粥责之，则病人不悦而食减，久则病增损命，世俗误甚矣。子和之持论如此，岂放手攻泻，而不顾元气者哉？第其用补，专重饮食调摄，而不恃药饵，故万全无弊，而亦无可举之功。其书具在，惟好学深思之士，能通其意耳。　（《续名医类案》）

● 【评议】　患者泄泻十年有余，温中行气、涩肠止泻之药和灸法皆用之无效。待子和诊时，病人忽欲食羊肝。子和深知"胃为水谷之海"，悦胃为当务之急，病人既欲食羊肝，令其食则可悦之。病人悦则饮食可进，正气亦可恢复。于是便与之小盏许，并以浆粥送服。如此调养，月余而泄止病愈。此乃饮食调摄权变之道也。若当时专令其食淡粥，则其必不悦，饮食亦难入，正气难以恢复，命将不久矣。常人皆知子和善于攻泻，而少闻其用补法，待其用补，则专重饮食调摄，不恃药饵也。曾闻"无偏不成家，成家必无偏"之语，见此案，始信耳。

🌼 脾虚湿热下流泄泻案 🌼

一人脚膝常麻，饮食多即泄泻，此脾虚湿热下

流。用补中益气汤加防己、黄柏而愈。（《续名医类案》）

⊛【评议】　案中患者脚膝常有麻木，为湿热下注，气血运行不畅；饮食多则泄，为脾气虚弱，健运失司。故治以补中益气健脾，兼以清利下焦湿热。方用补中益气汤健脾益气，加防己、黄柏清热燥湿。药证合拍，服之即愈。

⊛ 腹痛作泻食用荞麦而愈案 ⊛

杨起云：余壮年患肚腹微微作痛，痛则泻，泻亦不多，日夜数行，而瘦怯尤甚。用消食化气药，俱不效。一僧授方，用荞麦面一味作饭，连食三四次即愈。（《简便方》，《本草纲目》。李时珍谓：气盛有湿热者宜之，虚寒人食，则大脱无气而落须眉也）　（《续名医类案》）

⊛【评议】　荞麦一物之性味，《本草纲目》载："思邈曰：酸，微寒。"李时珍云："降气宽肠，磨积滞，消热肿风痛……治浊带泄痢腹痛上气之疾，气盛有湿热者宜之。若脾胃虚寒人食之，则大脱元气而落须眉，非所宜矣。"杨氏尚为壮年，故气当盛也，食之奏效。此方作为食疗之方，可备一用，然非人人皆宜，脾胃虚寒之人当慎食。

李时珍治肾虚久泄案

李时珍治魏刺史子，久泄，诸医不效，垂殆。李用骨碎补为末，入猪腰中，煨熟与食，顿愈。盖肾主大小便，久泄属肾虚，不可专从脾胃也。（《本草纲目》）（《续名医类案》）

●【评议】 泄泻一病病因较多，有因于外感者，有缘乎内伤者。内伤之中，主要与脾肾两脏关系密切。新泄多为脾胃受损，久泄则常与肾虚有关。前医不知，故治之不效。骨碎补可补肾强骨，李氏用其入猪腰（即猪肾）中，煨熟食之，为补肾之虚，治病之根源，故顷刻即愈。

内寒暴泄如注食栗而愈案

有人患内寒暴泄如注，或令食煨栗二三十枚，顿愈。肾主大便，栗能通肾，于此可验。（《续名医类案》）

●【评议】 此案可看为治疗泄泻的验方，栗子为日常生活之食物，《名医别录》谓其"主益气，厚肠胃，补肾气，令人忍饥"，《备急千金要方·食治》云其"生食之，甚治腰脚不遂"。可见其有养胃健脾，补肾强筋之功。案中病人食栗二三十枚，有补肾之力，肾司二便，故泄泻可止。

吴孚先治肠胃湿热夹积案

吴孚先治俞用昭，秋间水泻，腹痛异常，右脉弦数洪实，知肠胃湿热挟积。用枳壳、山楂、黄连、青皮、槟榔、木香，一剂而滞见。病人虑药克伐，意欲用补。曰：有是病，服是药，邪气方张，非亟攻不退，邪退则正复，攻即是补也。前方再服三剂愈矣。设不早攻，必致病痰，非一月不痊。 （《续名医类案》）

❈【评议】 此案提示医者在治疗疾病时，须把握病势，乘胜追击。案中吴孚先知患者为肠胃湿热夹积，故治以理气导滞之品，服用一剂即见积滞。然病人恐此药克伐太过，欲用补药。吴氏指出，药病相对，药来病挡，况邪气正盛，祛邪即是扶正，攻即是补也。此时若不攻邪，必定会致病邪加深为痰，彼时再治则要大费周章矣。遂令其再服三剂，病即愈也。

🏵 便溏咳嗽缘由上热下寒案 🏵

谢武功素患大便溏泄，兼病咳嗽。用凉药则咳减而泻增，用热药则泻减而咳剧，用补脾则咳泻俱盛。诊之，右尺软如烂绵，两寸实数搏指。酌用附子、肉果以温下焦之寒，麦冬、川连以清心肺之火，茯苓、甘草一以降气，一以和中，（上实下虚，上热下寒，最为棘手之症。其用药规矩森然，足为后学程式。）甫四剂而证顿减。不加人参者，缘肺有郁热耳。（《续名医类案》）

🏵【评议】　此案病机为上实下虚，上热下寒，上有心肺之热，下有脾肾之寒，治之颇为棘手。用凉药，虽清上热，然增下寒，故咳减而泻增；用热药，虽温下寒，然益上热，故泻减而咳剧。补脾者，益中也，故咳泻俱盛。右尺软如烂绵为下焦阳虚，两寸实数搏指为上焦火盛。故用附子、肉果温下焦之寒，麦冬、川连清心肺之火，茯苓、甘草降气和中。四剂后，诸症即缓。此用药法度，规矩森然，后学者可效法用之。

🏵 张路玉治湿热伤脾胃案 🏵

张路玉治陈总戎①泄泻，腹胀作痛，服黄芩、白

---

① 总戎：某种武职的别称。如唐人称节度使为总戎；清时称总兵为总戎。

芍之类，胀急愈更甚。其脉洪盛而数，按之则濡，气口大三倍于人迎，此湿热伤脾胃之气也。与厚朴生姜半夏人参汤二剂，泻痢止而饮食不思。与半夏泻心汤，二剂而安。（《续名医类案》）

⬤【评议】 患者脉洪盛而数，为热之象；按之则濡为湿与虚之象；气口大三倍于人迎，可见脾胃之气已虚。治用《伤寒论》之厚朴生姜半夏甘草人参汤，该方专为脾虚腹胀而设，方中厚朴行气燥湿，宽中消满；生姜、半夏化痰导滞。人参、甘草补益脾气而助运化。诸药合用，为消补兼施之剂。用时去碍湿之甘草，二剂泻痢即止。然尚有饮食不思，继用半夏泻心汤平调寒热，消痞散结，二剂而愈。

🌸 于鹤泉肾气不固久泻案 🌸

柴屿青治学士于鹤泉，痢后久泻。医以人参、川连为末日服，遂至饮食不思，每欲小便，大便先出。求治，其两尺微细欲绝。《经》曰：肾主二便。又曰：肾司启闭。今肾气不固，是以大便不能自主。况年逾六旬，不必诊脉，已知其概，而脉又如此，更无疑义。遂用补中益气汤，更加熟附子二钱，煨肉果二

钱，送八味，二剂。彼颇思饮食，大便止泻，勃有生机。乃慕时医某，以为一剂立效，二剂而殁。惜哉。（《续名医类案》）

⚫【评议】《素问·金匮真言论》云："北方黑色，入通于肾，开窍于二阴，藏精于肾。"《景岳全书·泄泻》谓："盖肾为胃关，开窍于二阴，所以二便之开闭，皆肾脏之所主。"于氏年逾六旬，两尺微细欲绝，为肾气虚衰之象。肾司二便之开闭，肾气虚衰不固，故大便不能自主。治以补中益气汤健运后天之脾胃，熟附子、肉果、八味温补先天之肾气。药证相合，故二剂即泻止思食，生机稍复。

🏵 朱丹溪治饮食伤脾泄泻案 🏵

朱丹溪治一老人，奉养太过，饮食伤脾，常常泄泻，亦是脾泄。白术二两，白芍、神曲、山楂、半夏各一两，黄芩五钱。右为末，荷叶包饭，烧为丸。（《平治会萃》）（《续名医类案》）

⚫【评议】 患者年老，脾胃之气渐衰，兼以奉养太过，饮食不节，复又伤脾，以致脾失健运，时有泄泻，故方中重用白术健脾止泻。久泄必有伤阴，故用白芍敛阴养血。脾之健运失司，必有食积湿郁，故用神曲、山楂消食化积，半夏燥湿，黄芩清湿郁之热。荷叶包饭为丸者，仿易水张元素枳术丸之服用方法也。其中之理，李东垣在《内外伤辨惑论》中云："荷叶之一物，中央空虚，象震卦之体。震者，动也，人感之生足少阳甲胆也，甲胆者风也，生化万物之根蒂也。……其色青，形乃空，清而象风木者也，食药感此气之化，胃气何由不上升乎？……更以烧饭和药，与白术协力，滋养谷气而补令胃浓，再不至内伤，其利广矣大矣！"

🌸 伤感泄利当先清解入里之邪案 🌸

聂久吾治卢陵尹之岳，素以善医名，患伤感泄利，自治不效。脉之，知其原感风寒，未经发汗，久则入里，郁为温热。又内伤饮食，脾胃不和，是以下泄。乃先与清解，涤其入里之邪。前胡、甘草、麦冬、连翘、赤芍、赤茯苓、花粉、广皮、山楂、厚朴、黄芩、干葛、黄连、枳壳、生姜。次日再诊，知其热郁已去，脾胃虚滑，用补脾药，一剂而安。（《续名医类案》）

🌸【评议】 此案为外感之邪入里未愈，又有伤食泄利。患者先感风寒，表邪入里，郁而化热，后又内伤，脾胃不和，而致泄利。治当先解入里之邪，待邪去后，再议伤食泄利。故始用解表清里之药，待热郁去后，再用补脾之药治脾胃虚滑，一剂而安。

肝木乘脾泄泻治取甘寒润滑之品案

魏玉璜曰：宋复华兄尊堂，年七十，体素肥，长夏病泄泻。诊之曰：此肝木乘脾也。（雄按：所云肝木乘脾，实皆乘胃之症也，故润药相宜。如果乘脾，则参、术又为主药矣。）宜养肝肾则愈，勿治脾。与数剂，病已略减。会复华以事入都，家人另延医，投以苍白术、补骨脂、肉豆蔻、丁、桂、香、砂仁、建莲、扁豆之类，频服至百余日，肌肉枯削，动则忡惕眩晕，食入即呕，而下利益频。始谢去，再延余，但与重剂杞子、地黄、沙参、麦冬、米仁、山药。初加黄连三分，四剂随减去。加人参一钱，四五剂，亦减去。后加肉苁蓉四钱，四剂，凡服药一月而安。类皆甘寒润滑之品，有泥景岳之说，谓吐泻皆属脾胃虚寒者，宜变通焉。（《续名医类案》）

❋【评议】　案中之泄泻，魏氏诊之谓肝木乘脾，然细观其所用之药，皆甘寒润滑之品。故当如王士雄按语所言，实则为肝木乘胃，以致阴液亏虚之症也。是以甘寒养阴之品，服之奏效，而另请之医所用苍白术、补骨脂、肉豆蔻、丁、桂、香、砂仁、建莲、扁豆之类，用之益甚。观此案可知，治吐泻当须细审脉症，察病之原由，不可拘泥常法，宜有所变通也。

肝经血燥火旺乘脾泄泻案

项秋子尊堂年五十，久患泄泻，日常数行。凡饮食稍热，即欲泄，后食渐减，治数年无效，已听之。偶昏暮于空房见黑影，疑外孙也，抚之无有，因大恐失跌，遂作寒热，左胁如锥刺，彻夜不眠，口苦眩晕。或疑邪祟，或疑瘀滞，幸未服药。诊之，脉弦数，与川连、楝肉、米仁、沙参、麦冬、生地、杞子、蒌仁，才下咽，胁痛如失。再剂，则累年之泄泻亦愈矣。或问故，曰：此肝经血燥，火旺乘脾之证。《经》曰：肝虚则目䀮䀮无所见。其见黑影者，乃眩晕时作，又因恐而失跌也。原夫向之泄泻，屡治罔验者，盖时师见证治证，所用必香、砂、芩、术诸燥剂也。火生于木，祸发必克，此《阴符经》之秘旨也。医者能扩而充之，则世无难治之病矣。（《续名医

类案》)

● 【评议】 此案所载之泄泻较为少见，故时医见症治症，屡治无效，数年未果。后又因大恐失跌，而作寒热，胁痛如刺。诊脉弦数，知为肝经火旺乘脾也。故用一贯煎加减，滋阴疏肝。一贯煎为魏玉璜在《续名医类案》卷十八之心胃痛一章中提出，其药为北沙参、麦冬、地黄、当归、杞子、川楝。魏氏云："口苦燥者，加酒连尤捷。"故本案方中加有川连。又因肝经火旺乘脾，故去性温之当归，加甘寒之蒌仁柔肝润肝、甘凉之米仁健脾止泻。

❀ 劳倦中虚误用发散致溏泄案 ❀

劳倦中虚，阳少旋运，遂脘闷不饥。医投发散消导，中气更伤溏泻。

生谷芽　生於术　生益智　茯苓　广皮　米仁
（《扫叶庄一瓢老人医案》）

● 【评议】 劳倦内伤，损及中阳，以致脾胃运化不利，脘闷不饥。本应建中助运，却误用发散消导，致中阳更虚，水湿停聚，泄泻便溏，治当健运中州，兼利水湿，处方诸药皆有健脾助运、渗湿止泻之功。

🦪 双补丸治虚寒泄泻案 🦪

脉弱形瘦，食不适，必泄泻。此阳气已伤未寒，下焦先冷，用：

缪仲淳双补丸。(《扫叶庄一瓢老人医案》)

向有遗精，肾阴不摄，正月间粪溏积下，入秋足胫浮肿，自下渐上，遇冷为甚。

脾肾双补丸。(《扫叶庄一瓢老人医案》)

🔘【评议】 双补丸出自缪仲淳《先醒斋医学广笔记》，又名"脾肾双补丸"，主治脾肾两亏，阴阳不固所致的虚寒飧泄。两案均为脾肾两亏，阳气不足，双补丸中人参、莲肉、菟丝子、五味子、山茱萸肉、真怀山药、车前子、肉豆蔻、橘红、砂仁、巴戟天、补骨脂诸药，双补脾肾，温阳止泻。

🦪 湿郁阻气为痛为泻案 🦪

久嗽是宿疾，近日腹痛泻利，是脾胃受暑湿客气，当先理邪，痛泻止再议。

炒扁豆　藿香梗　茯苓　炙甘草　木瓜　广皮　厚朴 (《扫叶庄一瓢老人医案》)

长夏入秋，脾胃主气，湿郁阻气，为痛为泻，更月不愈。中宫阳气未醒，仍有膨满之象，导气利湿主方。

茯苓皮　草果　藿香梗　广皮　厚朴　大腹皮（《扫叶庄一瓢老人医案》）

过饮晨泻，中宫留湿，干呕腹痛。是脾不和，阳气不主运行于四末，故四肢无力困顿矣。宜忌湿肉，使清阳转旋，中宫得健。

草果　厚朴　藿香　广皮　茯苓　半夏（《扫叶庄一瓢老人医案》）

●【评议】　三案均是因湿邪客于中焦所致之腹痛泄泻，湿热壅滞，可致气机阻滞，而见腹痛泄泻，治以藿朴夏苓汤为主，以健脾化湿，行气止痛。中宫得补，则湿得化，气得行，腹痛泄泻则愈。

🌸 脉微晨泄以脾肾治案 🌸

脉微晨泄，初冬未及藏阳，以脾肾治，最是纳谷减少，当以中焦，兼理其下。

人参　炒干姜　炙甘草　生於术　淡熟附子　淡吴萸（《扫叶庄一瓢老人医案》）

●【评议】　脉微晨泄，为阳虚中寒之征，当以温补脾胃为主，兼及肾阳，投附子理中汤加吴萸。

阴亏热注为利案

平素阴亏，热注入里为利，粪结便出痛坠，诊脉左坚下垂，不以脾胃燥药。

细生地　阿胶　炒楂　稽豆皮　生白芍（《扫叶庄一瓢老人医案》）

【评议】　本有阴亏，加之火热入里下迫，导致下利便出痛坠，应避免香燥伤阴之品，故用生地、阿胶、生白芍育阴清热，炒山楂、稽豆皮和胃敛液。

肾阴既亏脾阳复陷泄泻案

饮食少思，大便溏泄，夜卧口燥殊甚，肾阴既亏，脾阳复陷，治法极不易。

西党参　百蒸於术　麦冬　北五味　葛根　桔梗茯神　炙草

用熟地二钱，泡汤煎药。（《缪氏医案》）

【评议】　食少、便溏乃脾阳下陷之证，又兼夜间口燥之肾阴虚证，治之需兼顾阴阳，不可偏颇。温阳太过易伤阴，滋阴堆积则碍胃，故言"治法极不易"。以生脉之法，缓补气阴；间用白术、茯神、

135

葛根、桔梗、甘草补脾升阳；熟地泡汤煎药，导阴入肾，补而不腻。诸药合用，药性平缓而兼顾阴阳。

误服苦滑寒凉致溏案

徐二六　胃减，痰血频发，上年误服玄参、山栀，致便溏泻，此受苦滑寒凉之累。

人参建中汤。(《种福堂公选医案》)

● 【评议】"胃减，痰血频发"，乃中虚所致，当补中宁血为治，今误用玄参、山栀等苦滑寒凉之品，使中焦虚损更甚，而导致泄泻，故用人参建中汤补中益气为主。

肾真亏耗晨泄案

颜　病已半年，夜寐易醒，汗泄，自觉元海震动，腹鸣晨泻。年岁望六，不仅经营烦劳伤阳，肾真亦渐散越，仍议固下一法。

人参　赤石脂　禹余粮　五味子　泡淡干姜(《种福堂公选医案》)

王四五　阳结于上，阴泄于下，晨泄多因肾虚，阴伤及阳，胃口自惫。舌畏辛辣，不受桂附之猛烈。虚肿虚胀，先宜固剂。

人参　禹余粮　赤石脂　五味子　砂仁末（《种福堂公选医案》）

【评议】　上两案患者晨泄，均阴伤及阳，肾真散越亏耗，故取固收肾之真元法，药用赤石脂禹余粮丸加人参、五味子等之类。

许又张学兄乃婶温热喜热饮而下利案

许又张学兄令婶，病热躁烦，呃逆呕吐，食饮不入，水泄日十数行，人事昏瞀，汗出而热犹蒸，病已六日矣。乃折简逆予，时已五月，天气炎蒸，房中仍置火炉，予令其移向外。答云：病人要饮极热开水，但从房外取来，即以为冷。诊脉沉数而促，予曰：此热症也。其家人问曰：诸医皆以为外见假热，内实真寒，颇用温热之剂，而先生独以为热症，既属热，何反喜热饮而下利如此？予曰：热而喜热饮者，水流湿，火就燥，同气相求之义，亦所谓假寒也。彼阴寒狂躁，欲求入井中，便可以为热乎？且脉与他症，皆属热，即泄出极臭，此协热下利，不可以为寒，明矣。乃以青蒿、黄芩、赤芍、黄连、枳壳、元参、芦根、滑石为剂，地浆水煎，连投二渣，口转渴，不喜热饮，诸症皆退。照前方增损向安。（《赤崖医案》）

❀【评议】 真寒假热、真热假寒也是临床上最难辨识的病证。本例诸医皆以为真寒假热之证，唯汪氏能于扑朔迷离中识真相，认定是真热假寒之证，其辨证的着眼点在于"脉沉数而促"，遂诊断"协热下利"，立方遣药，恰合病情，是以诸症皆退，不日向安。如斯真假疑似病证，若辨识不清，生死立判，临证可不慎哉！

❀ 夏至助脾阴防治泄泻案 ❀

天长系占觐扬，左寸右关滑数，要防泄泻，问之已泻三日矣。今当一阴复生之始，当助脾阴，以资万物。

丸方：石斛　百部　苡仁　山药　扁豆　芡实黄芪　甘草　菀饼　茯神　白术　河车　阿胶　莲子玉竹膏（《黄澹翁医案》）

❀【评议】"左寸右关滑数"，乃中焦湿热蕴蒸之象，又值"一阴复生"夏至之时，火炎土燥，易致中焦阴伤，脾阴虚则无以濡润运化，津液不布，难以上承，反流其下而成泄泻。故应顺时而补，助益脾阴，濡养周身。选丸药为治，"丸者，缓也"，配合时令，缓益脾阴，效果更佳。

胃有湿痰大便滑泄案

丁余实，胃中有湿痰，大便滑泄，酒后更甚。

大半夏整者用八两，矾水浸一宿，换清水洗五七次，晒干切碎，用生姜自然汁浸一宿，次日晒干，用四两　胆南星　川黄连　白豆蔻　广皮　白术　茯苓　甘草　苡仁　山药　白蒺藜　泽泻

用葛花八两煎浓，米糊同丸，绿豆大，每空心服一钱，临卧二钱，用开水下。(《黄澹翁医案》)

【评议】　大便滑泄，本就胃中湿痰作祟，饮酒更生痰生湿，故酒后滑泄更甚。欲治此病，以除湿痰为要，故以半夏、胆南星、黄连等除胃中之痰，以白术、茯苓、苡仁、泽泻等渗湿止泻。更以葛花浓煎泛丸为引，解酒醒脾，助化痰湿。

泄泻不休大汗如雨案

治病用药，稍有不慎，过当之处立见；稍有知觉，凑合之处即明。惟在临症之时须早为之细审。岁乾隆辛未，余父在于余地盘谷斋课徒，余同肄业。时值暑月火炎土燥，阳气外泄，阴气内凝，早食冷菜伤脾，至午泄泻不休，大汗如雨。余思余父年已七十，

禀体素阴，因服冷菜至午而见泄泻无度，时诊其脉，三部皆虚，而肝脉不急，药可偏进，即用参、芪、术、附等药收汗止泄固气，但泄虽止而口不能言，汗亦收而面若涂砵。复诊其脉，洪大不数不短，亦无身热口渴。是时举家大小慌忙，余率徒辈同弟搬移归宅，其病如故，余地不知病由，见病不语，云病莫疗。余时在侧反复诊视，因思此病何以下泄服药即止，而病又见不语面红，及脉反见洪大乎？此其故当自有在，当用附子三钱，故纸五分，木香五分，茯苓一钱，五味子十个。服一时辰，而声即开。父问余之三弟未见，余曰：适才外去。父即至街通寻，时地多人惊异，适闻病甚危迫，口不能语，今一时辰而声即开，且竟出街外游，是问病见之速，而愈其亦速耶？时有向余问其病由，余谓人身自喉至脐，气分三焦，在初脾胃虚寒，肾气不固，奔迫下泄，泄之至极，下已虚矣。因药虽有附子，而附少芪多，故尔气从上筑，面若涂砵，痰随气壅，声不能语。今知其故，而即引气下行，登时气引归宅，自尔病愈，但不知有如是之速耳。众皆知其病愈之由而笑。因知人病服药，稍有丝毫不合即见，亦稍有丝毫凑合其立见矣。然此止属暴病如斯，若久病痼疾，及久医坏之病，则效未有若是其神速者矣，识者知之。

下因泄极而虚，自当用芪、用术升提以防下脱。若至下泄已止，芪、术过用，则内必挟肾气及胃痰湿上升，而为面红不语之症。治之者，自当重用附子、五味、故脂引气下行，则声即开，而行动自如。但人见其面若涂硃，多作火看，不语多作风看，则药势必颠覆，而病缠绵不已。乌有症见面红不语，而病可以登时立愈者乎？是可见其用药之神。晁雯。

今人见汗外出，便道气虚防脱，再加下泄，竟云上下俱脱，殊不知此汗出即是书言泻汗之意，非是自汗上脱之谓也。余因父年已高，见上汗出而下大泄，亦有与世随俗波靡，防上汗出或脱之虞，故尔参用黄芪，以致病虽泄止，而症即见面赤声暗，此意余于症见即悟。但未搬移归宅即为调理，及归更审明确，自不因其面赤随俗妄认是火，而致一误再误之莫治也。当笔记之以为见汗休作脱看。自记。（《锦芳太史医案求真初编》）

⊕【评议】 就病而言，本案所述详尽之至。而我辈应从此中认识，虽说"医不自医"，但对待至亲之病，更不能慌乱，治病贵在审证求因，一症虽除又生他症，则是审因不明或用药过当所致，需重新细察病状，推询病理，敲定治法，方能下药确的，挽病者于危急。

🌸 食积泄泻虚实两端分证辨治案 🌸

呕恶吞酸，脘闷不舒，腹胀痛，泻下臭秽，系食积所致,方列后。

苍术二钱(米泔浸炒) 姜炒川朴一钱 焦楂肉二钱 麦芽二钱(炒) 陈皮一钱 炙甘草八分 生姜二片(《南雅堂医案》)

脉迟,嗳腐吞酸,脘痛,由胃阳不振,食滞,致成飧泄,拟用附子理中加味治之。

炮附子七分 人参一钱 土炒白术三钱 炮姜一钱 川朴一钱 吴茱萸一钱五分 莱菔子一钱五分 防风一钱 白茯苓二钱 制半夏二钱 陈皮五分 炙甘草五分(《南雅堂医案》)

●【评议】 两案虽同为食积泄泻,但辨证截然相反,一实一虚,正是"同病异治"之法的具体体现。案一乃食积蕴结于肠,导致腹胀痛、泻下臭秽,与行气消食导滞之品收功。案二同为食积,却因胃阳不振,无力腐熟水谷所致,进而泻下完谷不化,故用附子理中丸温补中焦为治见效。故知病症虽同而理不一,进而治法亦不同,故若要药到病除,尚需明辨证机。

🌸 和解法治寒热往来腹痛便溏案 🌸

寒热往来,脉弦,腹痛便溏,时邪下陷,用和解法。

柴胡一钱　炒白芍二钱　白茯苓二钱　泽泻一钱
制半夏二钱　黄芩二钱　广木香五分　陈皮八分　生姜
三片　大枣五枚　水同煎服。(《南雅堂医案》)

❀【评议】　本案"寒热往来，脉弦，腹痛便溏"，
显然是小柴胡汤证，乃湿邪下陷少阳，致少阳枢机不
利，故取和解少阳法，小柴胡汤加减，合茯苓、泽
泻、木香、陈皮渗湿止泻。

❀ 清气分热治中暑泄泻案 ❀

咳呕头胀，胸脘痞闷，泄泻不爽，舌白，喜冷
饮，系中暑之症，拟先清其气分。

川朴一钱　制半夏二钱　杏仁三钱 (去皮尖)　　橘
红一钱　黄芩一钱五分　石膏二钱　水同煎服。(《南雅
堂医案》)

❀【评议】　暑性炎热，多夹杂湿邪，上犯肺胃，故中
暑者则出现咳呕头胀，胸脘痞闷，又"肺与大肠相表
里"，肺胃湿热下移于大肠，则见泄泻不爽等以上诸症。
治以"清其气分"，以黄芩、石膏苦寒之品清气分肺胃之
热，佐以川朴、制半夏、橘红燥湿行气，杏仁清肺润肠。
诸药合用，使暑得清，湿得化，泄即止。

🌸 脾胃阴阳不和晨泄案 🌸

脾胃阴阳不和,易饥善食,晨泄,胀闷作痛,入夜稍安,仿东垣升降之法治之。

升麻五分(煨) 人参一钱 生白术三钱 炙甘草七分 炒当归二钱 炒白芍二钱 炮附子五分 炮姜八分(《南雅堂医案》)

🌸【评议】 脾主升,胃主降,脾胃阴阳不和,则脾胃受纳、运化功能失常。胃阴虚火旺,则易饥善食,脾阳虚弱则运化失权,因升降失调,脾气不升反而下陷,故胀闷作痛而晨泄。《素问·六微旨大论》曰:"出入废则神机化灭,升降息则气立孤危。故非出入,则无以生长壮老已;非升降,则无以生长化收藏。是以升降出入,无器不有。"李东垣指出:"万物之中人一也,呼吸升降,效象天地,准绳阴阳。"调脾胃阴阳不和,即改善其升降出入,治仿东垣调节升降之法,温脾胃,升清阳,养营阴,和中焦。

🌸 瘕泄治以温补脾肾案 🌸

瘕泄,腹胀肢肿,久病因而致虚,宜温补脾肾之阳。

川附子七分　淡干姜八分　白茯苓二钱　泽泻一钱
人参二钱　补骨脂二钱（《南雅堂医案》）

● 【评议】　本案所述较简略，据《难经·五十七难》载："大瘕泄者，里急后重，数至圊而不能便，茎中痛。"故之本病似当有里急后重、腹痛等症，又《古今医彻·杂症》释义："大瘕泻，则腹中有瘕，时作时止也。"本病多因久病致虚，脾阳虚则运化无力，气滞于肠，久之瘕聚于内而腹胀，肾阳虚则水液代谢失常而肢肿，虚甚而致实。故治以温补脾肾之阳，以附子理中丸加味治之。

❀ 少阳阳明协热为患致腹泻案 ❀

邪热炽盛，脉来八至，腹泻神倦。此少阳、阳明协热为患也。恐其下痢，则不易治矣。

炒柴胡　炒中朴　广藿香　焦建曲　赤茯苓　淡黄芩　煨木香　新会皮　炒山栀

复诊：

热象稍减，脉来尚有六七至，腹微痛而泄泻不减，仍未离乎险境也。治以清疏为主。

川连姜汁拌炒　淡黄芩酒炒　焦建曲　广藿香　赤茯苓　山栀姜汁拌炒　炒中朴　煨木香　陈皮　大麦

芽（《鞿山草堂医案》）

⬡【评议】 关于少阳阳明合病，《伤寒论》258条曰："若脉数不解，而下利不止，必协热而便脓血也。"少阳阳明协热为患，若不及时救治，有可能酿成"下痢便脓血"危证。本案首诊以"脉来八至，腹泻神倦"为主症，治之以和解少阳，清阳明湿热为主。二诊热势虽减，但泄泻未除，续以清化湿热。

❁ 产后心脾肾俱亏泄泻案 ❁

产后年余，心脾肾俱亏，泄泻足肿，心宕气喘，脉数而促。不易治也。

制附子　炒熟地　炙五味　远志　山药　砂仁
制於术　山萸肉　补骨脂　茯神　炙草

复诊：

下元气衰，用温补之剂而稍效。仍照前法加减，再得脾溏转结为幸。

制附子　制於术　补骨脂　炮姜炭　茯苓　潞党参　炒熟地　五味子　怀山药　陈皮（《鞿山草堂医案》）

⬡【评议】 泄泻足肿，为脾肾阳虚，无力运化水液所致；心宕气喘，脉数而促，皆因心气阴两伤所致。辨证为"心脾肾俱亏"无疑，但"先后天之本"及"君主之官"均亏损，以补养心脾肾三脏为治着实不易。方中诸药皆以补养三脏为主，冀三脏得补，泄泻足肿等症可止。

久泻滑脱之证验案

封翁年逾古稀，恙患泄泻，公郎迈伦兄善岐黄，屡进温补脾肾诸药，淹缠①日久，泻总不止，招予诊视。谓迈兄曰：尊翁所患，乃泻久肠胃滑脱之候也。《十剂》云：补可去弱，涩可去脱。泻久元气未有不虚，但补仅可益虚，未能固脱。仲景云：理中者理中焦，此利在下焦，赤石脂禹余粮丸主之。李先知云：下焦有病人难会，须用余粮赤石脂。况肠胃之空，非此不能填，肠垢已去，非此不能复其黏着之性。喻西昌治陈彦质、浦君艺，泻利久而不愈，用此俱奏奇功。遂于原方内加入石脂、余粮，服之果效。（《杏轩医案》）

⊕【评议】 治纯虚滑脱之久泄、久痢，不仅要重视温补脾肾，同时也要注意固涩肠腑。赤石脂禹余粮汤出自《伤寒论》，是固肠止泻的祖方，后世《太平

---

① 淹缠：迁延，延搁。

惠民和剂局方》中的真人养脏汤、《证治准绳》中之四神丸，均是温脾益肾同时固肠止泻。对于纯虚肠滑的判断，则需要临床历练的真知灼见，非浅尝岐黄者所能及。

脾肾阳虚伏寒凝沍重用温补而瘳案

玉翁次郎，形貌丰腴，向无疾病。丁亥季秋望后，陡作寒热，延予次儿光墀诊治。药投温解，其热即退。嗣后单寒不热，肢麻指凉，口吐冷涎，脐腹隐痛，便溏畏食。知系伏寒凝沍[①]，方换姜附六君。附子初用八分，增至一钱，未见松动，邀予商酌，切脉迟细无力，望色面白舌润。予曰：此正仲圣所谓无热恶寒发于阴也。前方不谬，尚恐病重药轻，附子加用二钱，更加吴萸、肉桂、砂仁、川椒。次日复诊，病状仿佛。思火为土母，阳虚生寒，温理脾阳不应，非补火生土不可，王冰所谓益火之原，以消阴翳也。仿生生子壮原汤加吴茱萸、胡芦巴、肉果、巴戟天，附子增至三钱，以为必效矣。诘朝脉证依然，玉翁问故。予曰：无他，药力未到耳。盖市中种附力薄，况经制透，其味更淡，可增四钱，再加鹿茸、枸、菟，

---

① 凝沍（hù）：凝结闭塞。

峻补真阳，自可春回旸谷①。依法服之，证仍如旧。翁侄召成兄私询予曰：舍弟之病，先生审属阴寒，第用如许热药，毫不见功，理殊不解，且附子大毒，今已服过数两，久而增气，可无患否？予曰：其他勿论，时下秋燥，此等纯阳之药，若不对证，一匕亦不能堪，况其多乎？夫攻病之药，皆有毒。无毒之品，不能攻病。凡伤寒中阴等证，非附子不能驱阴回阳，有病则病受之，何有余性，遗留作毒。即使有毒而生，不胜于无毒而死乎？仍守原方，附子加至五钱。维时②旁议沸腾，幸玉翁信而不疑。予告之曰：此证确属沉寒痼冷，然煎剂温药止矣，再得硫黄丸佐之，庶有裨益。于是煎丸并进，渐见好机，热药稍减。参入熟地、河车、杜仲。予与埙儿日为诊视，两阅月，始得痊愈。共计服过附子一斤，硫黄丸二两，干姜六两，鹿茸一架，党参三斤，高丽人参共十余两，其他肉桂、吴萸、川椒等，不可胜计。予生平治阴证，用温药，未有若斯之多，而效验亦无如此之迟也。（《杏轩医案》）

❀【评议】 玉翁次郎，指凉便溏，乃脾肾阳虚，伏寒凝沍，当重用温补，"共计服过附子一斤，硫黄

---

① 旸（yáng）谷：神话传说中太阳升起的地方。
② 维时：当时。

丸二两，干姜六两，鹿茸一架，党参三斤，高丽人参
共十余两，其他肉桂、吴萸、川椒等，不可胜计。"
此何等气魄，若非辨证精当，能获良效乎？

🔅 夏月寒湿内伏守方温补案 🔅

夏月伏阴在内，当于寒湿中求之。议以理中汤温
理脾阳。服药泻止呕减，舌苔少退。此由脾阳向亏，
卑监之土，易于酿湿，阳气不足，寒自内生，即无外
邪干之，本气自能为病。今既投机，只可于方内增分
两，不必于方外求他味。其所以不骤加阴药者，盖恐
肥人之病，虑虚其阳耳。《经》云：阳气者，若天与
日，失其所则折寿而不彰，故天运当以日光明。日光
不到之处，恒多湿生，土之薄也。《经》又云：脾苦
湿，急食苦以燥之。脾阳健，可冀运矣。昨方加增分
两有效，足见尚是病重药轻。然当此盛暑，参、附大
剂，服逾两旬，病犹未却，虚寒情状，亦可畏矣。安
心稳守，功到自成。(《杏轩医案》)

🔅【评议】　时令用药有宜忌，如"冬不用栀子，
夏不用麻黄"之说，但若辨证精准，则何须此忌！本
案患者泻呕，虽处夏月，然脾阳向亏，寒湿内伏，守
方温补，以理中汤为基础，不断温运，功到自成。

燥结肠间旁流泻下案

曾治王玉珏，未发谵语，外见头眩嗜卧，身重恶寒，便泄不渴，夜间发热，渐加大热，不恶寒，转恶热，掀去衣被，扬手掷足，身渐出汗，渐至大汗，其势方解。明日亦复如是，医经半月无效。仔细察之，果何证也，将谓阴盛格阳于外耶？亡阳之证无此大热。将谓三阳之表热耶？并无头项腰背骨节疼痛及耳聋口苦等证。且未见烦渴饮冷，白虎非所宜也。以此而论，定为热结旁流矣。不烦渴者，乃为结燥隐匿肠间，不在胃腑，故不能耗其在上之津液也。吾用黄芪、白术、炮姜、附子、半夏、故纸，重加大黄，一剂而下燥屎二三枚，是夜不发热矣。于是方中去大黄，数剂而痊愈。（《齐氏医案》）

【评议】 此案临证思辨过程值得体味。患者夜间发热汗出，但热退后又仍复作，可以判断此证并不是表证，汗出热退只是内热暂时散去，如扬汤止沸，体内郁热未除，故发热反复。此大热大汗之症与阳明经证的白虎汤主症相似，表明其病位可能相同，考虑到患者同时有便泄的症状，而未见口渴饮冷，判断胃中津液未伤，此郁热可能来自于肠道。故此齐氏判断"燥结隐匿肠间"就可以理解了，案中的"热结旁流"实际是指燥结与泻下并见的症状，与阳明热证之热结旁流不完全相同。因患者白天表现为头眩嗜卧，身重恶寒，有阳虚证之象，且经治半月无效，发热反复，正气耗损，故齐氏选用了附子理中汤去人参加黄芪温中补气，加半夏辛开郁结，补骨脂温肾止泻，同时，重用大黄通下燥结，为方中点睛之笔。药后果然通下燥屎而热退，判断精准令人佩服。泻下而重用大黄，此通因通用之法，非医技娴熟者不能为之。

通补兼施治鹜溏夹暑邪内陷案

曾医继唐魏舅氏，善人也，身举孝廉，形体素丰，谦恭仁厚。自谓六十后，多食则胀闷，今年七十有三，目精不慧，近视不明六七年矣。乃一日午膳后，县尊请商公事，时当酷热，过劝绿豆粥一碗，是夜下利数十次，不能起床，起则眩晕。明早诊视，按之六脉沉细而微，其粪内带清水。愚曰：此太少二阴鹜溏之证，而兼陷暑邪也。虽有外邪，不可清解，法当大补中气，扶脾固肾，温经御邪，回阳止泄，方可无虞。乃用芪、术、芡实、怀山各八钱，胡巴、故纸、苡仁、半夏各三钱，炮姜、附、桂各一钱，砂仁、白蔻各七分，连进五剂而利稍减。再进十剂，仍然昏沉。又服十全大补汤十剂，病微退而精神渐爽，饮食亦进，但四肢无力，难于转侧，利微下而卒不止。又与人参养营汤十剂，虽然起床，不能久坐，但见皮肤光泽，身轻易于转侧。又与理脾涤饮十剂，是夜不安，烦闷之甚。愚意日久虽在下利，而未见粪，更见胀闷不安，以此察之，定为热结旁流矣。遂以参芪附子汤加桔梗一钱、大黄二钱，服之不安，又用麸面炒熨，夜半稍安。次早复作更甚，自觉腹中气壅，十分危急。其间予为舅氏调理在五十余日，往返在二百余次，晨夕焦劳，又令前汤再进，炒麦麸再熨。自云目中出火，其心欲落，急令扶起，挣下一物，其状如茄子，不软不硬，良久病去如失，自出中堂，即进饮食言语如常。随即剃头，见须发内长出一层黑发约长数分。公闻之而喜曰：我之病难望保余生耳，今何以病愈而长黑发，目睛复明，竟能视细细字乎？神哉医也！此后之寿而康，皆赖吾甥之力也。赐酒浆脯醢①领谢，孔方十万却之。（《齐氏医案》）

❈【评议】　本案患者年逾古稀，外有暑邪，内以脾肾不足为主，投药温补脾肾，病虽稍减，"更见胀闷不安"。下利日久，而未见粪，细加辨证，尚有"热结旁流"之证，予参芪附子汤中加桔梗、大黄之

---

① 脯醢（hǎi 海）：佐酒的菜肴。

类，以导泄结热，待燥屎出，下利自止。

🐚 健脾益气利湿治晨泄案 🐚

杨^{常州}

晨泄数年不止，腹不痛，饮食起居如常，服温下补火之剂，反增梦泄，小便短赤，脉形沉缓，两尺小数。此寒湿积于脾阴，久而化热，故温补不应。丹溪云：去湿而不利小便，非其治也。拟健脾利湿法。

制於术一钱五分　茯苓三钱　猪苓一钱　泽泻一钱桂枝三分　川萆薢一钱五分　生薏米三钱　车前子一钱，炒　陈仓米一合，炒黄　煎汤代水。

又　服药小便渐长，晨起虽未泄而濯濯肠鸣，仍有下坠之势，脉现寸关俱虚，两尺俱旺。此湿虽稍清，而清气已有下陷之象，正合薛新甫补中益气法。

人参五分　炙黄芪一钱　制於术一钱五分　茯苓三钱　煨葛根七分　桑叶一钱五分　橘白五分　炒薏米三钱　陈仓米一合，炒黄　煎汤代水。五服全愈。（《吴门治验录》）

🔘【评议】　此案首诊实为寒湿积于脾阴，久而化热所致，故以健脾利湿为主，予五苓散加味；次诊发现清气已有下陷之象，遂取补中益气法。立法处方，恰合病情，是以诸症皆退，不日向安。

辨证辨体结合治泻案

顾　久处南方，阳气泄越，中脏常寒，惯服温补。现患温疟，及今旬日。舌尖已红，根苔满白，便泄稀水，兼有蛔虫，渴不欲饮，口中甜腻，皆是湿遏热伏之象。就锡邑治法，葛根芩连是主方。若合体质而论，似宜温中渗下，清上解肌，拟用桂苓甘露法，试服之以观验否。

生石膏三钱　猪苓三钱　泽泻钱半　肉桂三分　滑石三钱　生茅术一钱　茯苓三钱　藿香一钱　通草八分　木香四分

复诊　照前方加北沙参五钱。（《王旭高临证医案》）

❀【评议】　根据患者舌尖红、苔根白、口中甜腻等表现，辨为湿热致泻用葛根芩连汤为主，合乎医理。难能可贵的是，王氏根据患者久居南方，阳气泄越而形成"中脏常寒"的体质，调整诊治方案，利湿而避免寒凉，温中而兼顾清解，这种辨证与辨体相结合的思路，切合实际，更加合理科学，值得称赞。

❀ 营阴亏脾气弱案 ❀

某　肝胃不和，腰胁胸背相引而痛，舌光无苔，营阴内亏，大便溏薄，脾气亦弱，并无呕吐痰涎酸水等症。宜辛温通阳，酸甘化阴。

陈皮　茯苓　苏梗　吴茱萸　沙苑子　枸杞子　薤白头　白芍　橘饼

渊按：脾肾虚寒宜甘温，营阴内虚宜柔缓，故不用姜、附刚燥之药。（《王旭高临证医案》）

❀【评议】　此案开篇言明"肝胃不和"，应指患病已久，病由肝郁相关。今大便溏薄，脾气虚弱也；舌光无苔，营阴亏虚也。治当健脾气，滋营阴，故宜辛温通阳以健脾气，酸甘化阴以养营。

❀ 肝郁脾虚湿盛久泄案 ❀

陶　四十五岁　乙酉年四月十五日　久泄脉弦，自春令而来，古谓之木泄，侮其所胜也。

柴胡三钱　猪苓三钱　生姜五钱　姜半夏五钱　炙甘草二钱　大枣三枚，去核　泽泻三钱　广陈皮三钱　茯苓块五钱　桂枝三钱

十九日　泄泻已减前数，加：

苍术三钱

前后共计服十三帖，痊愈。

五月初六日　前曾木泄，与小柴胡汤十三帖而愈。向有粪后便红，乃小肠寒湿之症。现在脉虽弦而不劲，且兼缓象，大便复溏，不必用柴胡汤矣，转用黄土汤法。

灶中黄土四两　黄芩炭二钱　熟附子三钱　茯苓块五钱，连皮　炒苍术五钱　广皮炭二钱

煮三杯，分三次服。

十二日　湿温成五泄，先与行湿止泄，其粪后便红，少停再拟。

猪苓五钱　苍术四钱　泽泻五钱　茯苓六钱，连皮　桂枝五钱　苡仁五钱　广皮四钱　广木香二钱

煮三杯，分三次服，以泄止为度。

八月初六日　胃不开，大便溏，小便不畅，脉弦。

猪苓三钱　白蔻仁二钱　泽泻三钱　生苡仁五钱　茯苓皮五钱　广皮二钱　姜半夏三钱　柴胡一钱

煮三杯，分三次服。（《吴鞠通医案》）

【评议】　患者久泻，内伤为主，总缘肝郁脾虚湿盛，根据脉症，又各有所侧重。如首诊肝郁为主，治以小柴胡汤合五苓散加减调和肝脾；复诊脾虚唱主

角，用黄土汤温脾调中；三诊湿浊明显，故取五苓散加味渗湿化浊；四诊则化湿和胃善后。

🏵 实脾利水和中止泄案 🏵

陆　二十七岁　乙酉年五月十九日　六脉弦细，面色淡黄，泄则脾虚，少食则胃虚，中焦不能建立，安望行经？议先与强土。

藿香梗二钱　广皮炭钱半　广木香钱半　白蔻仁一钱　云苓块三钱　苏梗钱半　苡仁二钱　姜半夏三钱　益智仁一钱

煮三杯，分三次服，七帖。

二十八日　右脉宽泛，缓也。胃口稍开，泄则加添，小便不通，加实脾利水。

猪苓三钱　泽泻三钱　茯苓五钱　苡仁五钱

六月十八日　前方服十四帖，泄止，胃稍醒，脘中闷，舌苔滑，周身痹痛，六脉弦细而沉。先与和中，治痹在后。

桂枝三钱　防己三钱　益智仁钱半　藿香梗三钱　杏仁三钱　苡仁五钱　姜半夏五钱　白蔻仁二钱　广皮三钱

煮三杯，分三次服。（《吴鞠通医案》）

●【评议】 此案患者脾胃虚弱，泄泻少食，六脉弦细，面色淡黄，先予强土实脾。次诊小便不通，增药加强渗湿利水之力。三诊脘闷苔滑，兼有痹病，仍以和中化湿为先。

误用温涩致热泻更剧案

潘　色苍嗜饮，助湿酿热，濡泻经年，脉寸关实大，岂温补升提所得效。细询平昔吞酸，去秋连发腿疡，明系湿邪蕴热，流注经络所致。治者不察，当夏令主火，仍以四神丸加炮姜、乌梅，补中汤加吴萸、肉果，愈服愈剧，致头晕口燥，气坠里迫，溺涩肛痛，皆火性急速征据，必清理湿热之邪，乃为按脉切理，仍当戒饮，毋谓六旬外久泻延虚也。四苓散加薏苡仁、车前子，麦门冬、山栀、灯心，二服已效。加神曲、砂仁壳、枳椇子以理酒伤而泻稀，加黄芩、白芍药而脉敛，后用参苓白术散加减而痊。（《类证治裁》）

●【评议】 单凭濡泻经年，就辨为久泄必虚，一味温补，导致病剧，实可谓误治。详询病史平素饮酒，频频吞酸，连发疮疡，又现"头晕口燥，气坠里迫，溺涩肛痛"，为湿热内蕴之证，予以分消清利，解酒化浊获效，后用参苓白术散健脾渗湿收功。前医四神、补中之法可谓南辕北辙。不细察病史，辨证不准，失之千里，贻误病情，当引以为戒。

甘缓和中佐以温摄案

曹　脉左濡，右关尺弦大，腹鸣则痛坠泄泻。前因怫悒，木制脾土，为中焦痞痛，服破气燥剂，再伤中气，每日晡少腹痛泄，下焦阴气又伤，急须甘缓和中，佐以温摄。潞参、炙草、白芍药、茯苓、小茴、橘核（俱酒焙）、益智、木香（俱煨）、饴糖、红枣，十数剂，痛泻止。（《类证治裁》）

【评议】　本例痛坠泄泻，怫悒肝郁为先，然脾虚中伤更甚，故处方立法，甘缓和中，佐以温摄。

湿中伏热清浊不分案

於　五泄无不由湿，寓居斥卤，水味咸浊，便泻三年不止。凡运脾利湿，温肾补土，及升提疏利固涩诸法，毫不一效。今夏诊右脉寸微关滑，乃湿中伏热，大小腑清浊不分，火性急速，水谷倾注无余，脾失输精，肺苦燥渴，气不化液，肾不司关，所下污液，自觉热甚，或痛泄，或不痛亦泄，日夕数行，口干溺少，时想凉润。略用守补，即嫌胀满，可知气坠全是腑症。若清浊分，则泄泻渐已。煎方：茯苓、猪苓、车前、山栀、神曲、薏苡仁、大腹皮、乌梅、黄连，午前服。丸方：益智仁（煨）、补骨脂、南烛子、诃子、茴香、茯苓、山药、广皮、砂仁、半夏曲、杜仲、首乌、莲子，蒸饼为丸，晚服，至秋渐愈。（《类证治裁》）

●【评议】　本案便泻三年，诸法无效，诊脉寸微关滑，乃湿中伏热，脾肾不足，肠腑失司，清浊不分所致。治以煎丸同施，汤方以渗湿化浊为主，丸药以温运脾肾见长，缓缓图治，至秋渐愈。

❀ 中气下陷土衰木乘案 ❀

侄女　孕七月，久泄泻，肛坠足肿，吐咳，腹微痛，晡寒热如疟，脉弦，右尺滑大。此中气下陷，土衰木乘。以补中益气汤减归、芪，加砂仁、制半夏、茯苓、煨姜，数服痛坠寒热俱减。因其肠胃久滑，不戒荤茹，泄泻仍作。加谷芽（炒）、茴香、炮姜等味而安。（《类证治裁》）

●【评议】　患者孕妇，久泻腹痛，肛坠足肿，又脉弦，寒热如疟，实为中气下陷，脾虚肝郁来克，故用补中益气汤补中升清，减归、芪者，恐其动胎气，加砂仁、半夏、茯苓、煨姜，以增健脾化湿止泻之效。

苏载舆令政咳血泄泻症案

苏载舆令政咳血泄泻症　夫人之症，由肝及脾，由脾及肺，致左胁呼吸引痛，中脘嘈杂，呕吞酸水，甚至脾虚上泛，面目色黄，燥咳动络，血随上溢，三者之恙，总不离乎燥火内伏，气逆上膈。故肝邪犯胃，且肺之清肃失司，不能平木，肝气上涌无制，变生不测。今和脾胃，滋肝木，俾气火之燥逆渐平，再商后治。

枇杷叶　冬桑皮　丹皮　天冬　谷芽　白芍　生鳖甲　稽豆衣（《龙砂八家医案》）

【评议】　本案咳血泄泻，涉及肝、脾、肺三脏，脾气偏虚，肝火犯胃，肺之清肃失司，燥火内伏，气逆更甚。治应滋肝木，和脾胃，先平燥火逆气。处方中丹皮、天冬、白芍、生鳖甲清肝火，柔肝阴；枇杷叶、冬桑皮肃肺气；谷芽、稽豆衣和胃气。

养脾保肺和肝治咳泻案

又大凡阴虚则火亢，内劫其津液，致咳无痰，又复脾虚，大便多泄，元气津液，亦从下走，且肝之燥逆，横格于中，上凌肺，下侵脾，以致咳泻不止。因思古人云：肝苦急，急食甘以缓之。又云：治肝必先实脾，况脾为肺之母，万物赖土以生。今拟养脾保肺和肝，不燥不滋，固本为先，庶几有合于病情。

麦冬　茯苓　白芍炒　人参　扁豆炒　谷芽　北沙参　南枣（《龙砂八家医案》）

● 【评议】　本案"肝之燥逆，横格于中，上凌肺，下侵脾，以致咳泻不止"，欲平和肝气，先得健脾养肺，故药用人参、茯苓、扁豆、谷芽养脾和胃，麦冬、白芍、沙参、南枣保肺滋阴，全方不燥不滋，固本为先，合于病情。

异功散加味治土虚木贼案

姚树庭以古稀之年而患久泻，群医杂治不效，佥以为不起矣。延至季秋，邀孟英决行期之早晚，非敢望愈也。孟英曰：弦象独见于右关，按之极弱，乃土虚木贼也，调治得法，犹可引年，何以遽尔束手乎？乃出从前诸方阅之，皆主温补升阳。曰：理原不背，义则未尽耳。如姜、附、肉蔻、骨脂之类，气热味辣，虽能温脏，反助肝阳，肝愈强则脾愈受戕。且辛走气，而性能通泄，与脱者收之之义大相刺谬①。而鹿茸、升麻可治气陷之泻，而非斡旋枢机之品。至熟地味厚滋阴，更非土受木克、脾失健行之所宜。纵加砂仁酒炒，终不能革其腻滑之性，方方用之，无怪乎愈服愈泻，徒藉景岳"穷必及肾"为口实也。眉批：语语精义，由此类推，可以知用药之权衡矣。与异功散加山药、扁豆、莲子、乌梅、木瓜、芍药、蒺藜、石脂、余粮，扶脾抑肝，加以收摄下焦，须看其与病证针锋相对处。服之果效。恪守百日，竟得康强。越三载，以他疾终。（《回春录》）

⊛【评议】 患者古稀之年，久泻不愈，王氏按脉断该病"乃土虚木贼也"。"调治得法，犹可引年"。故立法扶脾抑肝，佐以收摄。拟异功散，补脾厚土化滞，加山药、扁豆、莲子健脾渗湿，木瓜、芍药、蒺藜柔肝理气，乌梅、石脂、余粮收敛止泻，服之果获良效。

❀ 肝强脾弱晨泄有年案 ❀

一人患晨泄有年，累治不效，而春间尤甚。孟英按其脉曰：汝虽苦泻，而泻后腹中反觉舒畅乎？曰：

---

① 刺谬：亦作"刺缪"。违背，悖谬。

诚然。苟不泄泻，又胀闷减食矣。而服四神、附、桂之药，其泻必加，此曷故也？曰：此非温升补涩之证，乃肝强脾弱，木土相凌。处一方令其常服，数帖即安，后竟无此恙矣。方用白术、苡仁、黄连、楝实、桂枝、茯苓、木瓜、芍药、蒺藜、橘皮而已。眉批：扶脾抑肝，制方灵动。(《回春录》)

【评议】 本例晨泄有年，累治不效，且春季尤甚，"乃肝强脾弱，木土相凌"，肝旺为主，故处方黄连、楝实、蒺藜、木瓜、芍药、橘皮清火平肝，白术、苡仁、桂枝、茯苓健脾渗湿，共奏抑木扶土止泄之效。

桂枝汤加减治风滞致泄案

汉阳吴瑶圃先生，候补江省，丁酉秋入闱办公。抱病出，甫食即泄，昼夜无度。令嗣云卿知岐黄，以参苏饮加神曲、山楂投之不效，又以藿香正气散、六和汤、四苓散等方投之，又不效，复投以六君子汤、理中汤加山药、芡实亦不效，问治于余。切得人迎脉浮，《内经》云：春伤于风，夏生飧泄。虽非其时而理有可悟。投以桂枝汤去白芍，加防风、桔梗、生姜、红枣，煎成热服，下咽后喷嚏百余声，接服二剂而泄泻止。盖先生在至公堂空廓之处，寝卧几席，风由鼻息而入，肺经吸受，下传脾胃，直趋大肠，以至食已即泄，今用桂枝汤和其营卫，使陷入风邪上升于肺，仍从鼻出，是治受病之源也。厥后，君与余遂成莫逆焉。(《尚友堂医案》)

🌀【评议】 本案"甫食即泄，昼夜无度"，且"人迎脉浮"，实由风邪侵袭，"肺经吸受，下传脾胃，直趋大肠"而起，故取桂枝汤加减调和营卫，使陷入之风邪升散，从肺鼻而出，煎药"下咽后喷嚏百余声"即是明证。风去自然泄止。

🌸 四神丸加味治年老脾虚泄泻案 🌸

陈某年老脾虚，泄泻无度，恳黎友岸之问方于余。责其釜底火衰，元气不固。授以四神丸加益气健脾、扶阳固肾之药，一料而愈。盖肉豆蔻补戊土，破故纸补癸水，取戊癸化火，同为虚则补母之义。方用破故纸、五味子、肉豆蔻面裹煨去净油，不净则反泄，吴茱萸盐水炒，此四神丸也。余加北黄芪酒炒、党参米炒、白术土炒、山药炒、茯苓、小茴炒、益智仁、芡实米、鸡内金、谷芽炒、红枣一斤去皮核、煨姜去皮，煎汤和丸。早晚开水吞服三钱。(《尚友堂医案》)

🌀【评议】 本例年老脾虚，泄泻无度，其病尚有

"釜底火衰，元气不固"，肾阳不足。肾为先天之本，脾为后天之本，二者相互补充为用，今脾虚泄泻日久，后天不足，先天失养，必然导致肾气亏虚，而成脾肾两虚之证。因其本源在脾，故于四神丸扶阳固肾的基础上，加大量益气健脾之品，脾肾双补，尤重健脾。

❀ 大泻亡阳转危为安案 ❀

甲午夏，江省大水，舟行于市。刘家忠长子身受寒湿，袭入三阴，腹痛吐泄。他医以霍乱症治，令服白矾末以解暑，遂尔大泻不止，两目直视无光，舌卷囊缩，神昏气喘，四肢厥冷，二便俱遗，死症毕具。余以大剂附子理中汤加故纸、益智，服四剂而阳回泄止，目能视，口能言，身能转动。盖因其暴脱，脏腑无伤，所由愈之速也。（《尚友堂医案》）

❀【评议】 判别疾病的寒热虚实真假，是衡量医者辨证水平的重要标准。本例以腹痛吐泄为主症，病因是"身受寒湿"，而前医因正值暑天，故误用酸寒之白矾末解暑止利，却犯"寒者寒之"之错，使病情益剧，大泻不止，继而出现两目直视无光，舌卷囊缩，神昏气喘，四肢厥冷，二便俱遗的亡阳危症。先生据证投以大剂附子理中汤加味，回阳救逆，泄止神活，化险为夷。足见临证处方有高明之处。

🌸 脾阳已复勿药可愈案 🌸

张友昆山幼子，伤食泄泻，月余未止。诸医咸谓脾败，举室惶恐。其外父邓安国先生，坚请余治。察其面色光华，毫无暗滞。诊其脉息，迟缓有神。审其指纹，红黄活泼。以手引之即笑。余曰：此脾阳已复，勿药可愈也。东家惊讶，视为推诿之词，谆求立方。余令服参苓白术散，二剂而已。（《尚友堂医案》）

🌸【评议】 辨疑似，识真假，是临证紧要之处。本例结合按脉望色，遂认定患儿脾阳已复，勿药可愈也。张仲景《伤寒论》278条有云："虽暴烦下利日十余行，必自止，以脾家实，腐秽当去故也。"后拟参苓白术散健脾益气、渗湿止泻善后。

🌸 脾虚饮滞肝盛风生案 🌸

康康候司马之夫人，泄泻频年，纳食甚少，稍投燥烈，咽喉即疼。治经多手，不能获效。孟英诊曰：脾虚饮滞，肝盛风生之候也。用参、术、橘、半、桂、苓、楝、芍、木瓜、蒺藜。健脾涤饮平肝，丝丝入扣。投之渐愈。今冬又患眩晕头汗，面热肢冷，心头似绞，呻吟欲绝。孟英以石英、苁蓉、牡蛎、绿萼梅、苓、蒺、楝、芍、旋覆为方，仍是柔肝涤饮之法。竟剂即康。（《王氏医案续编》）

❀【评议】"泄泻频年，纳食甚少，稍投燥烈，咽喉即疼"，是肝热脾虚之证，王孟英认为"脾虚饮滞，肝盛风生之候也"，处方以健脾涤饮平肝而渐愈。后又现头晕、面热等肝风夹痰之证，仍用柔肝涤饮之品获效。

❀ 竹叶石膏汤加减治发热泄泻案 ❀

叶杏江仲郎，患发热泄泻，肺移热于大肠。医治十七日不效，骨瘦如豺，音嘶气逆。所亲许芷卿荐孟英诊之。脉数大渴，汗多苔黄。以竹叶石膏汤加减，十余剂渐以向愈。大解反坚燥，继与滋养而康。（《王氏医案续编》）

❀【评议】 本案发热泄泻，王氏以"脉数大渴，汗多苔黄"为据，诊断为余热未清，气津两伤之证。故拟竹叶石膏汤加减清热生津，益气和胃，病渐向愈。

❀ 产后泄泻误治致危重案 ❀

高禄卿室，吴濂仲之妹也。孟夏分娩发热，初疑蒸乳，数日不退，产科治之，知挟温邪，进以清解，而大便溏泄，此邪去之征，识力不坚，遂为所眩。遂改温燥，其泄不减。另招张某视之，因谓专科误用蒌仁所致，与参、芪、姜、术、鹿角、肉果等药，泄泻愈甚，连服之，热壮神昏，汗出不止，势濒于危。酝香孝廉徐夫人，病者之从母也。心慈似佛，有子十人皆已出，闻其殆，夤夜命四郎季眉，请援于孟英。按脉洪数七至，口渴苔黄，洞泻如火，小溲不行，因谓季眉曰：病犹可治，第药太惊人，未必敢服。季眉坚欲求方，且云在此监服。乃疏白头翁汤，加石膏、犀角、银花、知母、花粉、竹叶、栀、楝、桑叶与之。次日复诊，脉证较减，仍用前方，而病家群哗，以为产后最忌寒凉，况洞泄数日乎？仍招张某商之，张谓：幸我屡投温补在前，否则昨药下咽，顷刻亡阳。盲语。复定芪、术之方，业已煎矣。所亲张芷舟孝廉闻之，飞告于酝香处。汾伯昆季，即驰至病家，幸未入口，夺盏倾之，索孟英方，煎而督灌，且嘱群季轮流守视，免致再投别药。孟英感其情谊，快舒所长，大剂凉解，服至七帖，泻全止，热尽退，乃去白头翁汤，加生地、元参、茹、贝。服半月始解黑色燥矢，而眠食渐安。第腑脏之邪，虽已清涤，而从前温补，将热邪壅滞于膜络之间者，复发数痈于胸乳之间。孟英令其恪守前法，复入蒲公英、丝瓜络、橘叶、菊叶等药。服至百剂，始告全愈，而天癸亦至。孟英曰：世俗泥于产后宜温之谬说，况兼泄泻，即使温补而死，病家不怨，医者无憾也。或具只眼，其谁信之？此证苟非汾伯昆仲笃信于平时，而力排众论于危难之间，余虽见到不疑，亦恶能有济耶？余尝曰：病不易识，尤不易患；医不易荐，尤不易任；药不易用，尤不易服。诚宇宙间第一难事也，而世人浅视之，可不悲哉！眉批：方遵古法，并不惊人，特读立斋、景岳书者见之，未免吃惊耳。不意浙省名手狃①于温补如此，真不能不归咎于景岳、立斋诸公矣。（《王氏医案续编》）

🔘【评议】　临床当辨证求因，审因论治。王氏不拘泥于产后宜温之说，力排众论救病患于危难之间，"按脉洪数七至，口渴苔黄，洞泻如火，小溲不行"，诊为热利，即张仲景所云"热利下重者，白头翁汤主之"，遂拟白头翁汤解毒凉血之品。待泻止热退，则去白头翁汤，加生地、元参、茹、贝等养阴生津之药，保津和中，眠食渐安。后发数痛于胸乳之间，孟英恪守前法，复入蒲公英、丝瓜络、橘叶、菊叶等清热解毒、消肿散结，诸症悉平。

---

①　狃（niǔ）：因袭，拘泥。

湿郁热伏泄泻危候案

身热两月，无汗，舌黑齿燥，泄泻，危候也，脉小而滑。姑与河间双解散。

赤茯苓　厚朴　白芍　麦冬　漂滑石　甘草　葛根　车前子　加芦根二两（《沈俞医案合钞》）

●【评议】　本案凭症参脉，辨证当为湿郁肌表，邪热内伏。从"无汗"可知表证仍在，"身热，舌黑齿燥，脉小而滑"则为阳明热结之证。予河间双解散，表里双解，解表祛湿，透热养阴。

久泻湿郁化热伤阴案

水湿、寒凉交并中州，泄泻，温中是理。延今月余，绕脐仍痛，痛则便泻，腹中气坠，湿郁化热之象。精通之年，阴未和谐，泻久伤阴，殊为可虑。补阴益气主之。

大生地　云茯苓　冬白术　人参　陈橘皮　北柴胡根　炙甘草　煨木香　川黄连　绿升麻（《问斋医案》）

●【评议】　本例审证求因，诊为湿热下利，因"泻久伤阴"，遂予补阴益气为主。方中生地滋养阴液，异功散健脾益气和胃，木香、黄连清热利湿，柴胡、升麻升清止泻。

脾肾阳虚完谷不化案

暴泻为实，久泻为虚。曾经饮食失调致泻，延今半载有余，其色淡黄，甚至完谷不化。乃火不生土，命母虚寒，非佳候也。

大熟地　怀山药　淡吴萸　云茯苓　补骨脂　五味子　冬白术　肉豆蔻　制附子　东洋参　生姜　大枣（《问斋医案》）

【评议】　本例泄泻，始因饮食失调，湿邪泛滥；久则少火，火不生土，以致脾肾虚寒，水谷不化。故用四神丸、附子理中汤、吴茱萸汤加熟地、山药等，温肾暖脾，固涩止泻。

湿郁化热致泻案

暑湿司令，湿甚则泻，色黄属脾，烦渴属热。四苓、六一加味主之。

赤茯苓　猪苓　福泽泻　焦白术　滑石　生甘草　大腹皮　广藿香梗

暴注下迫，皆属于热。

赤茯苓　福泽泻　木猪苓　冬白术　飞滑石　生甘草　白通草　车前子　黑山栀　灯心草（《问斋医案》）

❀【评议】　上两案症因合参，其病机为湿阻中州，湿郁化热，故处方四苓散（茯苓、猪苓、泽泻、白术）合六一散（滑石、甘草）加味。以清热利湿止泻。

❀ 补中益气汤加减治洞泄数载案 ❀

洞泄数载，脾肾久伤，清阳不升，浊阴不降，胃关不固，仓廪不藏，虑难取效。

东洋参　炙黄芪　冬白术　炙甘草　北柴胡　绿升麻　补骨脂　肉豆蔻　煨木香　生姜　大枣（《问斋医案》）

❀【评议】《黄帝内经》有云："肾者，胃之关也，关门不利，故聚水而从其类也。"又云："仓廪不藏者，是门户不要也，水泉不止者，是膀胱不藏也。得守者生，失守者死。"本案数载洞泄，脾肾受损，胃关不固，仓廪不藏，以致清阳不升，浊阴不降，方以补中益气汤健脾益气，升清降浊。

🌸 丹田不暖阴中火虚案 🌸

平明泄泻，完谷不化，少腹痛，脉沉微，丹田不暖，尾闾①不固，阴中火虚候也。

大熟地　怀山药　制附子　茯苓　山萸肉　上肉桂　淡吴萸　肉豆蔻　五味子　生姜　大枣（《问斋医案》）

🌸【评议】　本例晨起泄泻，"完谷不化，少腹痛，脉沉微"，乃"丹田不暖，尾闾不固，阴中火虚"。似肾阳虚衰之少阴病，故用仲景金匮肾气丸合四神丸加减，补肾暖脾助阳。

🌸 石北涯仲媳产后泻水案 🌸

石北涯仲媳，胎前患泻，季秋娩后，泻如漏水，不分遍数，恶露不行，专科束手，咸虑其脱，亟孟英脉之。左弦而数，右大不空，口苦不饥，苔黄无溺，曰：非虚证也。参汤断弗沾唇。予白头翁合石顽伏龙肝汤丸治之。一剂知，三剂愈。（《王氏医案三编》）

🌸【评议】　本例主症产后泻如漏水，恶露不行，口苦不饥，苔黄无溺，诊脉左弦而数，右大不空。王

---

①　尾闾：即尾骨端。

氏辨为湿热内蕴，"非虚证也"，拟白头翁汤合石顽伏龙肝汤丸治之，三剂告愈。

🪷 肝阴亏虚初冬便泻案 🪷

沈妪素患肝气，初冬便泻，医药勿瘥。所亲吴馥斋迓孟英诊之。脉至弦梗，舌赤无津，杳不知饥，胁腹时胀，乃风阳内炽，津液耗伤，香燥忌投，法宜濡润，否将阴涸，毋畏甘凉。予甘草、地黄、麦冬、阿胶、枸杞、薏苡、楝实、葳蕤、乌梅为剂，牡蛎一斤，甘澜水煮浓汤煎药，和入蔗浆服之。数日而瘥，已能安谷，忽然舌不能伸，心摇语謇，不眠头晕，面赤火升。仍速请孟英视之。脉梗虽和，极其弦细，是阴液未复，木火失涵。以前方去薏、楝、乌梅，加人参、龙眼肉，少佐黄连授之而愈。（《王氏医案三编》）

🪷【评议】 本例初冬便泻，杳不知饥，胁腹时胀，舌赤无津，"乃风阳内炽，津液耗伤"，法宜濡润，故予甘草、地黄、麦冬、阿胶、枸杞、葳蕤、乌梅等滋养阴津为主，滋水涵木，诸症渐失。

❀ 久泄气阴两亏案 ❀

沈友闻令郎厚栽，久患羸弱，驯致腹痛便泻，恶谷形消，诸医束手，求孟英图之。脉虚弦而空软，曰：不可为矣。虽然，治之得法，尚可起榻，可虞者，其明年春令乎。爰以潞参、鳖甲、芪、芍、甘、柏、薏、斛、木瓜、橘皮为方，吞仲景乌梅丸。不旬日而便坚食进，又旬日即下楼而肌充矣。(《王氏医案三编》)

❀【评议】 本案患者本为虚劳之人，发展为腹痛便泻，恶谷形消，而脉虚弦而空软，正气更伤，气阴不足。孟英拟方以气阴双补为主。

❀ 中气虚衰兼夹湿滞案 ❀

施瀛洲体丰色白，夏月在绍患泻，医进参、术、桂、附、熟地、四神之类，略无寸效。季冬来杭就诊于孟英。其脉微弱，左手及右尺沉取有弦数之象，眩晕形消，舌色深紫，无苔不渴，纳食腹胀，溲少而赤，泻必肠鸣。中气固虚，理应投补，但不可佐滋腻以滞中枢，而助其溜下之势；又不宜杂燥热以煽风阳，而壮其食气之火。予参、芪、术、苡、升、柴、苓、泽、香连为剂，吞通关丸，乃宣清升降补运兼施之法也。服之良效，浃旬舌淡溲行，胀消晕止，惟大便未实耳，去苓、泽、升、柴、香连、通关丸，加菟丝、木瓜、橘皮、黄柏、石脂、白芍善后而瘳。(《王氏医案三编》)

❀【评议】 眩晕形消，舌色深紫，无苔不渴，纳食腹胀，溲少而赤，泻必肠鸣，脉微弱，左手及右尺沉取有弦数，其病机是中气虚衰，兼夹湿滞。治以补中益气汤加减，宣清升降，补运兼施，服之良效。

❀ 久泻带血脾气不足案 ❀

秀水吴君小渔，年近七旬。平昔善饮，久患便泻带血，日夜十余次，溺不单行，广治罔效，聘余往视。脉软而弦，用补中益气汤去归、柴，加乌梅、黄柏、白芍、茯苓，不十帖而痊。(《归砚录》)

❀【评议】 本案患者久泻带血，脾气不足，"清阳在下，则生飧泄"，脾不统血，则便中带血。乃脾胃气虚为本，遂投补中益气汤加减健脾益气为主，去归、柴恐其动血，加乌梅、黄柏、白芍、茯苓化湿敛阴止泻。

白头翁汤加味治肝热阴亏案

沈君雪江令媛，黎里徐少岩刑部之媳也。胎前患泻，娩后不瘳，半载以来，诸药莫效。余按脉弦数而尺滑，询知带盛口干，腰酸咽痛，溲热善噫，肢冷畏烦。乃肝热而风行于胃，液走则阴血日亏。与白头翁汤加余粮、石脂、熟地、龟版、竹茹、青蒿、砂仁。频服而痊。（《归砚录》）

【评议】 本例患者"胎前患泻，娩后不瘳"，且带盛口干，腰酸咽痛，溲热善噫，脉弦数而尺滑，显系肝热阴亏。故予白头翁汤清肝解毒，加熟地、龟版滋养阴血，竹茹、青蒿、砂仁清热化湿，余粮、石脂涩肠止泻。

胃中寒肠中热呕泄案

黄平福　形瘦面白，时当暑热，得呕吐泄泻之病。医见口渴溺赤，与竹叶石膏汤，而呕泄未止，反加心胸胀满，神气昏冒，躁扰不安，势甚危急。诊之脉来浮数，肌热灼指，舌边红刺，满舌白苔，中心黄黑。伊父绍邦，年老独子，求治甚切。因慰之曰：俟吾以二法治之，毋庸惧也。先与连理汤，继进半夏泻心汤，果得呕泄顿止，热退纳食而安。门人问曰：吾师治病，每预定安危，令人莫测。此症先定二法，服下丝毫不爽，其理安在？答曰：业医必揣摩有素，方有把握。《内经》有云，肠中热、胃中寒，胃中热、肠中寒。肠中热，则出黄如糜；胃中热，消谷善饥；胃中寒，则腹胀；肠中寒，则肠鸣飧泄；胃中寒、肠中热，则胀而且泄；胃中热、肠中寒，则疾饥小腹痛胀。斯人斯症，合乎胃中寒、肠中热，故胀而且泻也。然胃中之寒，始先原是盛暑逼于外，阴冷伏其中，而医又以大寒之药清胃，则胃愈寒矣。故虽寒热错杂，不得不先与连理调其胃气分其阴阳也。然阳邪内陷，已成痞结，非苦以泻之、辛以通之，其何以解寒热错杂之邪耶？世医治病，但守寒以热治，热以寒治，倘遇寒热错杂之邪，不知《内经》胃热肠寒、胃寒肠热之旨，及仲景诸泻心、嘉言进退黄连汤法者，其何以肩斯任也？

半夏泻心汤

连理汤

人参　干姜　白术　黄连　茯苓　甘草（《得心集医案》）

🏵【评议】　本案呕吐泻泄，时发暑热，然患者"形瘦面白"，实胃中有寒，因"盛暑逼于外，阴冷伏其中"，而前医见热象便与竹叶石膏汤，致使胃脘更寒，肠中湿热留滞，诊见呕泄未止，反增心胸胀满，舌边红刺，满舌白苔，而成"胃中寒、肠中热"之寒热错杂证。故取连理汤、半夏泻心汤辛开苦降，寒热并调，而呕泄顿止。

肝火冲逆泄泻吐蛔案

熊锦松　潮热泄泻，呕吐蛔虫，咳逆牵引左胁疼痛，历服清散温补之药，愈治愈危。迨至夜半，气逆神昏，面红目赤，汗大如雨，俨然虚脱之象。但从来热泄之症，最虑阴液消亡，断无戴阳之理。诊两寸弦数，知其脏体属阳，察脉审症，推肝火冲逆，犯土侮金，是以呕泄咳疼诸苦并增，加以温补误投，以致热盛神昏也。与温胆汤，加石斛五钱，桑叶、白附，数剂果安。

温胆汤（《得心集医案》）

🔘【评议】　患者潮热泄泻，气逆神昏，面红目赤，实为"肝火冲逆"，肝火犯土则呕吐蛔虫，肝火侮金则咳逆胁痛。方用温胆汤加味清肝火，降冲逆，养肺阴，和胃气。

🏵 脾胃元气未复治宜调中案 🏵

施　大便溏泄已稀，神色清润，肌肉渐生，脾胃元气未复之征，脉形弦缓，治宜调中。

参苓白术原方

景岳五阴煎，四神丸皆可用之。（《凌临灵方》）

🏵【评议】　本案大便溏稀，脉形弦缓，乃脾胃元气未复，治宜调中。参苓白术散出自《太平惠民和剂局方》，本方是在四君子汤基础上加山药、莲子、白扁豆、薏苡仁、砂仁、桔梗而成，功能益气健脾，渗湿行气。五阴煎出自《景岳全书·新方八阵》，药用熟地黄、炒扁豆、炙甘草、炒白术、茯苓、芍药（炒黄）、炒山药、五味子和人参适量，亦健脾益气养胃。四神丸由肉豆蔻、补骨脂、五味子、吴茱萸组成，有温补脾肾、固涩止泻之功。三方皆有助脾胃元气的恢复。

🏵 酒湿飧泄案 🏵

费三和，酒客，中虚飧泄不已，补中益气汤主之。

胃苓汤法亦主之。（《凌临灵方》）

🏵【评议】　因饮酒过度，损伤脾胃所致的飧泄不已。酒湿泄又称纵酒泄泻、伤酒泄泻，有湿热、寒湿之分。《不居集·酒伤》曰："人但知酒有湿热，而不知酒有寒湿也。"不管是湿热还是寒湿，脾虚湿滞是基本病理变化，故健脾渗湿是治疗大法，而上述两方正合此意，补中益气汤甘温健脾益气，胃苓汤健脾祛湿，行水而止泻。

下利日久肠胃失和案

下利日久，肠胃失和。宜固本中参以化浊。

炒党参　云茯苓　苡仁　全当归　新会皮　台乌药　江枳壳　大丹　合欢皮　车前子　福橘饼　赤芍药　柏子仁　红枣　荷叶（《费伯雄医案》）

【评议】　下利日久，脾胃虚弱，脾失健运，胃失和降，脾胃升降失司，湿浊留滞，故处方健脾胃，理气血，化湿浊。

白头翁汤活用三则案

清和里王姓妇，己卯秋病迎诊，知其前服苦寒而病殆，余用法挽救，胸发疹瘖而平。庚辰七月请诊，乃发热而服痧药，加以挑刮，忽然大泻，热势极重，询知腹无疼痛而气坠，泻时直射而出。即书白头翁汤去川连加淡芩、白芍、丹皮、通草、滑石等，一剂泻止热退。诘朝①乃郎至寓改方，调理而安。此症若用治泻套药，藿香正气、六和汤等，不明清三焦，和少阳，泄湿利窍之法，势必延绵，席矣。（《吴东旸医案》）

衣庄李慎三兄，庚辰七月请诊。病见发热甚重。而不恶寒，自服苏梗、姜、糖而大泻，脉象沉数有力，右尺独大。缘是年夏令，天无酷热，汗孔常闭，是以秋病卫郁其营，而见但热不寒，与春温之症相似。然热甚不渴，究属秋病夹湿，与春温不同。询其腹不痛而气坠肛门，泻时直喷而出。用白头翁汤，增入二陈，佐以滑石、苡仁之类，因素体有痰湿也。亦一剂而诸恙悉平。明日即请调理。夫白头翁一方，每利于春温，因春温发热口渴，木火内焚，火先犯肺，大肠为肺之腑，肺急而移热大肠，是以见热泻之症。今诊秋病，见其但热而不恶寒，热邪亦移入大肠，而用之，佐以渗湿利窍诸品，究与春病有别，同中实有不同也。予谓习医者第熟玩成方之时，将方中药味一一精求其性，再参悟所列症情，前人因症立方之义，至临症时深究病情，察脉视色，因症用药，求其针孔相对，并不知方之所由来。症自速愈。若并未明至

---

① 诘（jié）朝：同"诘旦"，即平明，清晨。

理，但知拘执成方，见此等医方，反以为师自用，未按成法，可慨也已！（《吴东旸医案》）

同乡陈聘臣庶常[1]，癸未秋锦旋，道出沪上，至即过访，因鼻窍不和，涕浊腥臭，嘱予诊治，随药即愈。越两旬，忽发寒热，兼见泄泻，亦两剂而平。愈后谓予曰：设非素信之深，阅方几不敢服，殆以方为不伦也。予因其木火素旺，乃阳明燥体，偶感外邪，兼有积滞，仿白头翁汤意，时在秋令，爰以青蒿代白头翁，以淡芩代川连，加茯苓以渗脾，薄荷以泄卫，佐查炭、麦芽以通腑，用秦皮、黄柏清下郁火湿之邪，以止其泻，看似不伦，实则丝丝入扣也。因思陈修园之出诊也，遇其家案头，有景岳、立斋、《本草从新》等书者。不问其病，即掉头而去。盖泥于补正，则不知搜邪，拘于成方，则不知应变尔。每见病家延医，一方之出，逐一吹求，以为某药应入何经，某书无此成法，其实未识病源，但拘成见。设方中一二味不合时宜者，遂弃而不用，致医亦不得展其长，于是好为逢合者，必先探病家口吻，择药而施，而病已误矣。因聘翁信余之深，事后而偶辨之，不禁有所感而言此。（《吴东旸医案》）

---

① 庶常：是明、清两朝时翰林院内的短期职位，由科举进士中选择有潜质者担任，目的是让他们可以先在翰林院内学习，之后再授各种官职。

❀【评议】 上三案均见发热、泄泻，前两案其症状特点是"腹不痛而气坠肛门，泻时直喷而出"，肝火内郁，肺热移肠，而白头翁汤清肠止泻。清和里王姓妇胸发疹瘩而平，已热入血分，故加入白芍、丹皮、通草、滑石凉血解毒；衣莊李慎三兄素体痰湿，故增入二陈汤、滑石、苡仁化痰祛湿。后一案同乡陈聘臣热症稍弱，兼见鼻窍不和，故加薄荷以宣泄肺卫，茯苓、楂炭、麦芽运脾和胃。

❀ 健脾为主治溏泄危重案 ❀

嘉定盐商王怀盛之媳，华阳孝廉刘露余女也。年二十余，病溏泻，日下数十次，医治月余，愈增危殆，露余闻余在童牧邨先生处，有临危救苏一事，延余往治，星夜赴嘉，比至，则衣衾已具，无复望生矣。诊其脉，两关沉伏，两寸微茫，重按尚有根蒂，不过肺脾两虚，非死症也。拟用补脾补肺之药，连服数剂，毫无功效。第三日早间，复诊其脉，见其咳嗽，将欲吐痰，故为执手踌躇，藉以验其气虚实，病者颇不耐，吐痰在地，去床将及尺许，此非肺虚，乃脾虚也。余心窃喜，谓其夫曰：病者肺气尚旺，所病者仅脾土也。脾恶湿而喜燥，升降出入，全赖此脾阳之气，以为转运。今脾阳虚损，泻泄无度，医者因此咳嗽，妄用蜜制润肺之药，见其泻久，复用分利止涩之药，脾阳既伤，脾阴复损，此泻之所以不能止也。方用潞党参六钱，以补脾阳；怀山药四钱，以补脾阴；贡白术六钱，以除脾湿；白茯苓三钱，以通调水道；甘草二钱，以固守中州。另用黄土四两，将各药一并同炒，俟各药炒熟，筛去黄土，又将所筛黄土，入水熬煮数沸，澄清，即以澄清黄土水，入药同煎，此不但以土补土，实以土固筑堤防，免其漏泄也。一剂而减，再剂而轻，不十剂已全愈矣。嘉阳人闻余此治，咸以为奇，而不知其非奇也。以黄土治滑泄，实仿喻嘉言，宗仲景先师，以治下痢之法，治洞泄而用赤石脂禹余粮之意。此法虽为余创，余非无所本也，变通尽利，鼓舞尽神，快何如之。(《医案类录》)

【评议】 患者"病溏泻，日下数十次，医治月余，愈增危殆"，医者切脉望诊，断为脾虚乃是根本。故用四君子汤加怀山药，温脾阳，补脾阴，健脾运。另用黄土一味，以土补土，固守中州。《本草便读》云："黄土即灶心土，须对釜脐下经火久炼而成形者，具土之质，得火之性，化柔为刚，味兼辛苦。其功专入脾胃，有扶阳退阴、散结除邪之意。"取黄土健脾止泻之效。

痛泻要方加味治痛泻案

羊城雷某,患泻无度,肌肉忽脱,脉象两关并弦。丰曰:未泻之先,腹必鸣痛,痛必便泻,泻必完谷。曰:然也。不知病在何经?曰:此肝风传脾,脾受其制,不能变化,《内经》名为飧泄,后贤称为胃风。见丰论证确切,即请撰方,乃用刘草窗痛泻要方,加吴萸、益智、煨葛、木香、荷叶为引。服一剂,未臻大效,再加参、芪、姜、附,方服一剂,遂得小效,继服忽全瘥。(《时病论》)

【评议】 患者痛泻无度,明朝吴昆的《医方考》注解最为妥当简赅:"泻责之脾,痛责之肝,肝责之实,脾责之虚。脾虚肝实,故令痛泻。"故用痛泻要方加味,补脾柔肝,温中祛湿,病情渐瘥。

补先后二天兼以平肝渗湿案

若耶倪某,患泻不瘥,来延丰治。阅前方,乃批:暴注下迫,皆属于热,用芩、连、芦、葛等药,未获中机。脉之,神门小弱,余皆弦缓,舌色少荣,苔白而薄,直倾无度,腹痛溺黄。就二便而论,似属火泻;就脉舌而论,大为不然。思《内经》谓肾脉小甚为洞泄，明是先天素弱，伏气深陷之征；余部弦缓，腹痛频频，木乘土位之候；溺黄者，夹湿也。此证虚中兼实，当补先后二天，兼以平肝渗湿。病者素谙医理，闻言叹服。遂用於术、党参、菟丝、故纸、防风、白芍、泽泻、云苓、煨葛、木香，荷叶为引，一日一剂，连服五朝，痛泻并愈。(《时病论》)

【评议】 本案泻利，舌色少荣，苔白而薄，切脉"神门小弱"，乃先天素弱，肾气偏亏；"余部弦缓，腹痛频频"，则是木乘土位，脾虚肝亢；"溺黄者，夹湿也"。故处方健脾补肾为主，先天后天同调，兼以平肝渗湿，遂痛泻并愈。

便泻刚逢经转案

云岫叶某之女，于长夏之令，忽发热便泻。前医用五苓散，略见中机，月事行来，加之归、芍，讵知其泻复甚，益加腹痛难禁，脉象右胜于左。此暑湿之邪，在乎气分，气机闭塞，不但邪不透化，抑且经被其阻。即以温化湿邪法加木香、香附、苏梗、延胡，连进三煎，经行泻止，身热亦退矣。

程曦曰：湿在气分，本当畅气以透湿，经事当期，最宜顺气以行经，理气之方，一举两得矣。(《时

病论》)

●【评议】 本案便泻，属暑邪夹湿，恰逢经期，腹痛难禁，乃湿在气分，气机闭塞。"经事当期，最宜顺气以行经"，故取温化湿邪法，加木香、香附、苏梗、延胡行气止痛。连进三煎，经行泻止，身热亦退。

痰体伤食痛泻案

携李张某，年逾五旬，素来痰体，一日赴宴而归，腹痛而泻。邀丰诊之，右关独见弦紧，嗳气频作。乃曰：此属饔饦之邪，团结于中，脾气当升不升而泻作，胃气宜降失降而嗳频，当遵薛立斋治刘进士用六君加木香之法，更佐山楂、枳椇子。服二剂，腹痛已止，但泻未住。复诊，更加苍术、厚朴，再服二剂，方得全瘥。(《时病论》)

●【评议】 本案痛泻嗳气，缘于素来痰体，又过食伤中，脾气当升不升，胃气宜降失降，治用六君加木香，健脾渗湿，化痰理气，更佐山楂、枳椇子，以助健运消食；复诊加苍术、厚朴，以燥湿行气。

🦋 真武汤加味治腹痛泄泻案 🦋

吕少堂，久官湖北，喜服热剂，乃方宜之异也。壬午岁底旋里，癸未二月中旬，忽起腹痛泄泻，色赤无度，身热有汗不凉，舌苔糙腻。谱伯王若怀投以清化，反加口渴神疲，腹痛似厥，脉之紧数不堪，知是山水沉寒，痼积腹中。

近回吴地天多阴雨，湿寒相合，脾肾之阳几乎寂灭矣。正医和所谓"雨淫腹疾"也。遂以真武汤加苡仁、木香，一剂知，二剂已。（《慎五堂治验录》）

🦋【评议】 患者喜服热剂，素体阳虚，乃是寒性体质，忽起腹痛泄泻，舌苔糙腻，实为脾肾阳虚所致，投以清化，病情反重，更证为湿寒痼积腹中，故用真武汤加味，温脾暖肾，化湿行气，方证恰合，取效甚速。

🦋 产后肝脾两虚宜补而和之案 🦋

朱，右。产后肝脾两虚，肤无华色，腹痛便溏，法当补而和之，证经百非旦夕可图者。

党参二钱　广木香五分　当归身一钱半　红枣二枚　橘皮五钱　益智仁七分　桂圆肉三钱　茯苓三钱

伏龙肝五钱（《慎五堂治验录》）

✤【评议】 患者肤无华色，腹痛便溏，处方仿归脾汤意，健脾养血，补而和之，并缓缓图治。

✤ 小产飧泄消补互施案 ✤

王，右，六月，祁岗南。二次小产，下元空虚，命火不生坤土，健运之力渐微，以致食滞夹寒，流连不化，飧泄五月不止，神疲口渴，畏食寒物，且拟消补互施法，得效再商培补。

六神曲　川芎　山楂　灶心土　霍石斛　生谷芽　苏梗　车前子　玫瑰花

前投许白沙法得效，仍主原法出入。自述早晨腹中按之有瘕作痛，肝木有侮土之象。前方宜佐和肝。原方加莲子、楝子。

各恙皆释，脉细如丝，中下两虚也。原方佐以培补，安闲省力，饮食调和，百日可望痊愈。

干石斛　楝子　神曲　川芎　伏龙肝　怀山药　谷芽　苏梗　玫瑰花　鲜莲子　白茯神（《慎五堂治验录》）

✤【评议】 妇人多次小产后，素体本虚，命火不生坤土，脾失健运，脾阳被困，致使脾肾两虚，肝木侮土之象。患者食滞夹寒，飧泄五月不止，然虚不受补，故先行消导化湿，消补互施，用神曲、山楂、健脾消积，生谷芽、霍石斛、益胃生津，灶心土温中止泻，车前子渗湿利小便，苏梗宽中行气以散寒，川芎、玫瑰花活血调经。服药后早晨腹中按之有瘕作痛，肝木侮土，加楝子疏肝，莲子补脾。终以石斛、山药、伏龙肝、茯神、莲子等培补为主。

通因通用法治泄泻日百余次案

定海西门外某，从沪上来。感受暑邪，热毒蕴结，身热如炽，大渴引饮，脉象洪数实大，舌苔黄厚浊腻。泄泻日百余次，粒米不进，症已垂危，就诊于余。余谓暑热毒邪，结于阳明，幸而大泻，邪有出路，不然肠腐胃烂，早已死矣。症虽危而无妨，但不可用止截之药，乃遵喻氏通因通用之法，方用黄连五钱，黄芩四钱，生甘草三钱，银花五钱，鲜竹叶一握，鲜荷叶一片，生大黄五钱，元明粉三钱，花粉四钱，作地浆水煎服，一剂而泻大减。次日仅泻数次，热势亦缓，再进原方，减去大黄、元明粉。如此危症，止两剂而热退泻止，后以糜粥自养，不劳余药而瘳。(《一得集》)

❀【评议】《素问·至真要大论》云："寒因寒用，热因热用，塞因塞用，通因通用，必伏其所主，而先其所因。"通因通用之法即以通治通，是指用通利的药物来治疗具有通泄症状的实证。适用于因实邪内阻出现通泄症状的真实假虚证。正如上案患者感受暑邪，虽"泄泻日百余次，粒米不进，症已垂危"，但"身热如炽，大渴引饮，脉象洪数实大，舌苔黄厚浊腻"，实为热毒蕴结阳明，当泄热通腑，使邪有出路。取调胃承气汤加味投之，泄止热退。

❀ 年逾花甲以顾正气为要案 ❀

丙申夏，余入都，杨艺芳观察病泄泻，日夕十数次，饮食减少，烦躁不安，延余往诊。脉数，尺尤实，知是暑湿为患。惟年逾花甲，以顾正气为要。先合三黄汤六一散加白术、陈皮、砂仁为方，二剂，便泄顿止，即改用补益法，不数日而康健如恒，若未病然。（《诊余举隅录》）

❀【评议】 染病在夏，因受暑邪，湿热夹杂，泄泻昼夜十数次，心烦脉数，治当清暑祛湿。然患者年逾花甲，饮食减少，故又须"以顾正气为要"。处方三黄汤加六一散清暑祛湿的同时，加白术、陈皮、砂仁，益气和胃；泄止"即改用补益法"，均体现顾护正气的治法理念。

🌸 从脉断为阴虚泄泻案 🌸

丙申冬，余将出都，有陈姓室，患泄数月，每日必泄五六次。医以为脾土虚寒，用白术以补土，附子以回阳，木香以止泻，便泄如故，而面烧口燥足冷，饮食减少，夜寐不安等证迭见，大似上热下寒，阳虚重症。余切其脉，两寸微甚，左关尺濡迟少神，右关尺滑数有力，乃知证系阴虚，非阳虚也。遂用生地炭一两，炒怀药、酸枣仁、丹皮、白芍、牛膝数钱，炙草、砂仁、黄柏数分，人参、煨葛根各一钱为方。一剂，泻愈三分之二，脉象俱和。再剂，夜寐安，口燥润。三四剂，饮食甘，面烧平，两足俱温。（《诊余举隅录》）

🔴【评议】 本案泄泻日久，面热足冷，看似"上热下寒，阳虚重症"，而诊脉"乃知证系阴虚，非阳虚也"。投药生地、山药、白芍等养阴为主，果获速效。《寿世保元·泄泻》谓"大抵久泻，多由泛用消食利水之剂，损其真阴，元气不能自持，遂成久泻"。确为经验之谈。

🌀 和中温运清利水湿案 🌀

徐左　气虚脾弱生痰，脾为湿土，喜温恶寒，燕窝清肺养阴，清肺则伤脾土，养阴愈助脾湿，所以服食既久，而得腹痛便泄之证。拟和中温运，清利水湿，以善其后。

台白术　制半夏　生熟薏仁　川朴　煨姜　云茯苓　木猪苓　土炒陈皮　泽泻（《张聿青医案》）

🌑【评议】　脾与肺息息相关，正如薛生白医案谓"脾为元气之本，赖谷气以生；肺为气化之源，而寄养于脾者也"。脾属太阴湿土，喜燥恶湿，今患者久服燕窝，肺虽得清养，但滋阴而生湿，伤及脾土，运化不力，而成腹痛便泄。张氏处以白术、半夏、煨姜、茯苓、陈皮和中温运，薏仁、川朴、猪苓、泽泻清利水湿。

🌀 脾虚湿滞连理出入案 🌀

章左　向有肠红，兹则每晨便泄之后，仍见干粪，胃气日行困顿。脉左虚弦，右濡滑，关部三十余至一动。此由肝阴不足，脾气虚损，肝不足则血不收藏，脾亏损则鼓旋乏力。由是而水湿之气，不能分泄，混入肠中，所以每至黎明，阳气发动之时，水湿之气，傍流而下。脾与胃以膜相连，脾虚则胃弱，理固然也。拟连理汤出入。

野於术土炒，二钱　上广皮土炒，一钱　云茯苓四钱　川雅连姜汁炒，二分　防风根一钱，炒　炒薏仁四钱　炮姜五分　滑石块三钱　泽泻一钱五分　荷叶边二钱

二诊　温脏清腑，注泄已止。右脉濡滑较退。的是中气虚而脾土之阳气不足，肝阴亏而大肠之湿热有余。刻下大便溏燥不调。脾气未复耳。前法参入分消，盖祛湿即所以崇土也。

野於术土炒　炒薏仁四钱　整砂仁四粒　真建曲二钱　防风根一钱，炒　云茯苓五钱　木猪苓二钱　泽泻一钱五分　炮姜三分，川连一分五厘炖，冲入

三诊　右脉滑象渐退，溲亦渐利。湿热有外泄之机。特胃纳不醒，当和中芳运。

炒於术　制半夏　真建曲　生熟薏仁　炒谷芽云茯苓　上广皮　广藿梗　省头草　泽泻（《张聿青医案》）

● 【评议】　本案患者泄泻夹血，故言"向有肠红"。张氏认为总体病机是脾虚夹滞，方以连理汤出入，故初诊健脾祛湿并重。二诊湿浊有余，取砂仁、

猪苓祛湿为主。三诊"湿热有外泄之机",又"胃纳不醒",加藿梗、谷芽芳化和胃。

痰泄治验案

某　迷睡已退,然大便溏泄,此痰泄是也。

制半夏　南楂炭　炮姜　木猪苓　熟附片二分上广皮　范志曲　泽泻　焦白术

又　少阴气至但欲寐。进理中加附,大便亦渐坚实。前法再参补气。

西党参　炮姜炭　猪茯苓　熟附片　泽泻　野於术　炙黑草　玫瑰花　生熟谷芽(《张聿青医案》)

【评议】《医学入门》云:"痰泻,或泻或不泻,或多或少。此因痰留肺中,以致大肠不固。"患者昏睡已退,然大便溏泄,故用化痰祛湿剂。邪入少阴,痰蒙神志,先用附子理中汤温中祛寒。再参补气健脾,温化痰湿。

便泄气撑以泄为快案

某　便泄气撑,以泄为快。脾弱则木旺,土衰则木贼。恐非草木可以为功。

吴萸　金铃子　南楂炭　广皮　郁金　砂仁　杭

白芍　白蒺藜　广木香　香橼皮　青皮醋炒（《张聿青医案》）

⬤【评议】　肝性喜条达而恶抑郁，肝气郁结，失于条达，可横逆犯脾，使脾胃受损，肝脾不和而泄泻。患者"便泄气撑，以泄为快"，是因木旺而乘土。上方以疏肝气、平肝亢为主，希望肝木条达，脾行健运，气畅泻止。"恐非草木可以为功"，笔者以为此一提醒颇为紧要。本病定有情志不畅因素，调节好患者的精神状态不可忽视。

❀ 久泻心脾两虚案 ❀

右　久泻不止，足胫带肿，舌心光剥无苔，寐则干咳，心悸健忘。心脾两虚，旋运无权，致传化失职。恐成肿胀。

西党参三钱　扁豆衣三钱　白茯苓三钱　炮姜三分炙黑草三分　野於术二钱　益智仁八分　炒薏仁四钱猪苓二钱（《张聿青医案》）

⬤【评议】　本案心脾两虚，运化无权，导致传化失职，除久泻不止外，尚有心悸健忘，舌心光剥等症。治疗处方，自然以健脾养心、渗湿止泻为主。

🌸 理脾温中治嗜饮多湿泻利案 🌸

某　嗜饮多湿，湿困脾阳。大便泻利。脉象濡软，舌苔淡白。宜理脾温中。

於术土炒，二钱　范志曲一钱　茯苓三钱　泽泻一钱五分　炒黄干姜四分　葛花一钱五分　白蔻仁三粒　砂仁三粒　煨木香五分（《张聿青医案》）

🌸【评议】　本案患者嗜好饮酒，而酒易生湿，湿困脾阳，运化失常，传导紊乱，则"大便泻利"。"脉象濡软，舌苔淡白"，亦为脾寒湿滞之象。方中於术、茯苓、泽泻健脾渗湿，炒黄干姜、白蔻仁、砂仁温中化湿，煨木香行气止泻，葛花解酒湿，范志曲和胃气。诸药合用，共奏健脾温中、化湿和胃之功。

🌸 妊娠嗳噫便泄案 🌸

右　上则嗳噫，下则便泄。厥气不和，克制脾土。协和肝脾，即所以固其胎息也。

砂仁　制香附　淡吴萸　苏梗　茯苓　杭白芍　防风炒　香橼皮　木香　广皮（《张聿青医案》）

🌸【评议】　孕妇本易情志不畅，肝气郁结，厥阴之气上逆，木旺乘土，脾气不升，胃气失降，则嗳气便泻。故用白芍、防风、广皮仿痛泻要方意，柔肝祛湿止泻；制香附、淡吴萸、香橼皮、木香疏肝理气，茯苓健脾利湿，苏梗行气宽中，砂仁理气燥湿和胃。全方柔肝理气，健脾祛湿。肝脾调和，则胎元亦固。

🌸 和中培土治泻久伤脾案 🌸

姜　泻久伤脾，纳谷胀闷，苔白，脉濡细。法当和中培土。

白术炭　炮姜炭　木香　砂仁　川朴　广陈皮
鸡内金　泽泻　茯苓　白芍　六神曲　通草　荷梗。
(《柳宝诒医案》)

🌸【评议】　症见纳谷胀闷，可知泻久伤脾，脉来濡细，为虚为湿，治以培健脾土，药以白术炭、炮姜炭、茯苓健脾理气温中，且炭制有收涩之功，白芍柔肝，木香、砂仁、川朴、广陈皮、神曲、鸡内金健运理气和胃，通草、荷梗疏利中焦气机。诸药合用，使中土得健，湿得化，泻当自止也。

🌸 轻剂疏解治热泻兼表证案 🌸

张　两手寸关俱弦，内热泄泻，舌色偏红。虚体兼挟时感，用轻剂疏解。

南沙参　桔梗　青蒿　白薇　豆卷　枳壳　郁金
神曲　木香　通草　荷叶。(《柳宝诒医案》)

❀【评议】　患者寸关俱弦，舌色偏红，上中焦热盛，此有时感，本为虚体，故治以轻剂疏解，方中青蒿、白薇、豆卷、荷叶清宣解表，枳壳、木香、神曲、郁金、通草理气健脾，南沙参养阴清热，表解热消而泻止得效。

❀ 温中泄木治久泻案 ❀

马　脾气久虚，泄泻不止。脉象左手数而带弦，兼有木气不和。当于温中法之内，稍参泄木之意。

炒党参　炒於术　炮姜炭（蜜水拌炙）　炙甘草
炙鸡金　白芍（土炒）　炒怀药　砂仁　木瓜（酒炒）
煨姜　荷蒂　四神丸（包，入煎）　炒谷麦芽（《柳宝诒医案》）

❀【评议】　左脉带弦，当知肝木不和，久泻之病，本脾土亏虚，故温中健脾，佐以疏肝泄木之法治之。理中汤加砂仁、山药、炒谷麦芽温中理气健脾，四神丸系温肾健脾止久泻之经典方，白芍、木瓜疏肝养血柔肝，参泄木之意。

🌸 清化浊热治五更泄泻案 🌸

唐　五更泄泻，脉象弱细，面浮腹痛，腰脊不和，均偏于左。病属肝、脾、肾三经受伤，理宜温养。惟近因新感，时作寒热。舌苔薄黄而腻，中焦浊邪不化。当先清理中宫。

於术　煨木香　炒枳壳　炙鸡金　春砂仁　苡仁　白芍（土炒）　茯苓皮　石决明　煨肉果　归身炭　荷蒂（炒焦）

二诊　晨泄未止，腰痛耳鸣，皆属虚象，理宜温补。惟舌苔根板浊不化，中宫必有浊积所停，未便遽投滋养，拟方先与培中疏化。

於术　炙鸡金　白芍（土炒）　枳实炭　砂仁　煨木香　白茯苓　煨肉果　楂肉炭　大腹绒　川石斛　煨姜　荷蒂

三诊　晨泄较减，而便溏不爽。中焦气机窒滞不化，故舌苔黄腻不退。便血宿恙复发，脾营为湿热所困，不能统血。当疏化中焦浊热，以除致病之原；佐以和中清营，气血两调，俾宿疾得以向愈。

於术　炒苡仁　枳壳（炒）　煨木香　炙鸡金　归身炭　白芍（土炒）　红曲炭　春砂仁　煨肉果　荷叶（炒）　生熟神曲　（《柳宝诒医案》）

【评议】 初诊苔黄而腻，中焦浊邪内阻所致，虽脉象细弱，然浊邪壅滞，当清中祛浊为先，方以於术、煨木香、炒枳壳、炙鸡金、春砂仁、苡仁、茯苓皮理气化湿和中，佐以煨肉果、归身炭收敛之品。二诊舌苔未退，中焦浊积仍在，故不宜妄投峻补之品，再宗原法疏化中焦。三诊晨泄已减，唯湿热未除，迫血妄行而致便血宿恙复发，故再宗原法，加神曲化水谷积滞，红曲炭、归身炭收敛止血，气血两调，热浊得除，中焦得疏，诸症向愈。

脾经受风腹痛作泻案

治婶母脾经受风，腹痛作泻，身体困倦，不思饮食，此方主之。夫泄泻之症多端，有火，有痰，有湿。有气虚，有食积。有伤寒，有伤暑，有伤风。有脾泄，有肾泄。凡泻水腹不痛者，湿也。完谷不化者，气虚也。泻水如热汤，痛一阵泻一阵者，火也。或泻或不泻，或多或少者，痰也。腹痛甚而泄泻，泻后而痛减者，食积也。腹痛四肢厥冷而泻者，寒也。常常泄泻者，脾泄也。五更泄泻者，肾泄也。夏月汗出，口干，身热，腹痛而泻者，暑湿也。身恶风，脾脉浮缓而泻者，风泄也。以上诸证，皆能作泻。审证得清，各加引经之药，乃得应手而效。自制：

潞党三钱　怀山二钱　茯苓一钱五分　荆芥六分
防风一钱　煨木香四分　砂仁五分　乌药八分　苏子一
钱　玉桂心五分（《昼星楼医案》）

【评议】　此案系脾经受风而致泻，素体脾虚，更
易受风，予潞党、怀山、茯苓、砂仁、桂心健脾运，
煨木香、乌药、苏子理气机，荆芥、防风祛风邪。并
列述诸证所致泄泻，需审证求因治疗，可作参考。

脾经积湿兼表作泻案

治泰雅堂肝肾受风，恶寒发热，胸膈梗塞，不思
饮食，作泻，小便赤涩。自制二方：

紫苏八分　元参二钱　枳壳七分　生甘五分　白菊
一钱　麦冬一钱五分　花粉一钱　独活五分　陈皮六分
酒芩一钱　生姜三片　茯苓三钱　前胡六分　桔梗七分
薄荷八分

荆芥八分　麦冬一钱　苏梗七分　花粉一钱　酒芩
一钱　生甘五分　元参一钱五分　防风七分　酒生地一
钱五分　黄柏一钱　杏仁一钱　盐泽泻一钱

服前方后，病愈六七。惟积湿太重，左手脉濡
细。脾泄尘垢之至，小便清浊未分，不思饮食，此方

主之。自制：

生地一钱五分　酒芩一钱　沙参一钱五分　木通八分　炒粳米二钱　茯苓二钱　首乌三钱　元参一钱　酒胆草一钱　赤茯三钱　独活八分　盐泽泻八分　潞党三钱　鲜皮二钱　荆芥八分　麦冬一钱　秦艽一钱（《昼星楼医案》）

●【评议】　恶寒发热，胸膈梗塞，表证明显，加之脾经积湿而致泻，治当养阴疏风，健脾理气化湿。前二方中共用玄参、麦冬、花粉养阴生津，紫苏、酒芩疏风清肺理气，生甘健脾和中，调和诸药，方一加桔梗、薄荷、白菊侧重清肺之功效，方二加防风、荆芥祛风燥湿，黄柏清热化湿，泽泻利水，加重祛风化湿之功。二诊病愈六七，唯积湿太重，故在补肝肾之阴的基础上酌加重潞党、木通、秦艽、赤茯等，发挥健脾化湿止泻的作用。

❀ 寒湿凝滞膀胱致小腹痛泻案 ❀

孙铭仲　寒湿凝滞膀胱，小腹痛泄，恶心，肝木郁而不疏，右手脉软，左关略大，用五苓去猪苓，加小茴香、半夏、陈皮、甘草、青皮、川连、吴萸。（《雪雅堂医案》）

❀【评议】 本案痛泄，皆因寒湿蓄积下焦所致，加之肝木不疏，横犯脾土，《景岳全书》谓"凡泄泻之病，多由水谷不分，故以利水为上策"。故取《伤寒论》之五苓散温阳化气，利水渗湿，去猪苓恐利水太过，加小茴香、吴萸温散寒凝，陈皮、青皮、甘草疏肝理气和中，待寒湿去，肝气疏，脾土和，痛泻止。

❀ 温固摄纳治脾泄不止案 ❀

银鏊 脾泄不止，温固摄纳为主。

高丽参二钱 肉蔻仁钱半 母丁香八分 禹余粮三钱 炒於术三钱 诃子肉二钱 鸡内金二钱 炙甘草一钱 云茯苓三钱 川附片一钱 酒白芍二钱（《雪雅堂医案》）

❀【评议】 久泻之体，肠道固摄之力缺乏，若单投温补，恐难奏效，须用固涩之品，以增效力。是方中高丽参、川附片、肉蔻仁、禹余粮、诃子肉等尤重温涩，鸡内金、炙甘草、云茯苓健运中焦脾土，温补摄纳相得益彰，其病易解也。

❀ 辛热固涩治寒气内锢痛泻案 ❀

溏泻腹痛，脉沉细而牢，寒气内锢，痛时有形，痛止则散，辛热以祛内寒。

佐以固涩止泻，俟泻止接服天台乌药散，乃燥胜缓攻之法也。

高丽参五钱　炙甘草钱半　吴萸二钱　炒川椒二钱　肉蔻仁四钱　良姜二钱　炮干姜二钱　制附片二钱　诃皮三钱（《雪雅堂医案》）

❀【评议】　寒气内锢，故见脉沉细而牢，沉寒于下，非温固之品不能奏效，高丽参、吴萸、炒川椒、肉蔻仁、良姜、炮干姜、制附片、诃皮祛散阴寒，温肾固涩，待泻止后予天台乌药散行气散寒以善后，盖散剂者，非峻法也，沉寒缓攻，故收痊效。

❀ 土虚木乘致𪼀痛暴泻案 ❀

朱润生　胃虚木克，晨起腹内风气𪼀痛，必暴泻一次而后已，两关左强右弱，补土泻木，肝脾两调，《金匮》所谓见肝之病，当先实脾是也。

高丽参　炙甘草　吴茱萸　炒白术　真川椒　宣木瓜　广陈皮　小川连　莲子肉　焦白芍　云茯苓　乌梅肉（《雪雅堂医案》）

❀【评议】　腹内风气𪼀痛而后暴泻，乃木旺克土之征，两关左强右弱，亦为土虚木乘之脉证，故治当扶土泄木。是方高丽参、吴茱萸、茯苓、炙甘草、川椒、广陈皮、炒白术温运中州，健脾理气，焦白芍、宣木瓜疏肝柔肝，乌梅肉、莲子肉兼有酸收止泻、柔肝缓急之功，中焦得健，肝木得疏，泻自止也。

🦋 补土生金治久咳增泻案 🦋

陈　脉弦细数，久咳增泻，肺阴已虚，脾复受伤，生生之机，将何所恃？清肃肺气，仍须兼顾脾胃，药宜仿补土生金之法。

钗石斛三钱　炒薏米三钱　盐橘皮一钱　云茯苓三钱　生百合一钱　莲子肉三钱　白扁豆三钱　怀山药三钱　糯稻根四钱　生甘草五分（《雪雅堂医案》）

🌸【评议】　久咳，脉弦细数，可知肺阴已虚，复曾泄泻，当知脾土亏虚已成，肺脾两虚显矣，应予以补土生金法。炒薏米、盐橘皮、茯苓、白扁豆、怀山药、甘草健脾理气，石斛、百合、莲子肉、糯稻根滋补肺阴，共奏气阴双补、肺脾互培之效。

🦋 长食山芋治脾泄便溏案 🦋

昭文广文杨镜翁云：其兄脾泄便溏日久，服药无效。后有医传一方，云以山芋一个，约半斤，用黄土调烂包好，置灶内煨熟，去泥去皮食之，每日一个。依法行之，约食三四月，而脾气已健，大便亦坚。余思山芋一物，色黄而味甘淡，气香，黄属土，甘入脾，淡去湿，以土包之，以土助土也，以火煨之，以火生土也。此等平淡之方而去疾者，妙在空灵，直在有意无意之间耳。为医立方，能到如此平淡，亦不易耳。(《余听鸿医案》)

●【评议】 据明代李时珍《本草纲目》记载，山芋为"薯蓣"的别称，其"甘，温，平，无毒……补中，益气力，长肌肉"，可"益肾气，健脾胃，止泻利"。本案中，将山芋以土包之，"以土助土"更添健脾之功效，用火煨之，又取其补火暖土之意也，脾土得以温补，脾虚便溏自缓。

🦋 脾肾两虚泄泻案 🦋

表嫂俞氏，中年患脾泄，延二十月，或稀至四五遍，或重至八九遍，屡甚屡减，总不止，邀余治。脉细弱，色𰃡①然，食少神疲，治以补中益气，归身炒炭合四神加炮姜、粟壳，或加茯苓、石脂、榴皮，前后服四十剂而泄止。忌食冷滑生硬之物，虽蔓青热食

① 𰃡（pěng）：淡白色。

必泻,忌口一年而安。(《医案摘奇》)

●【评议】 泄泻已久,脉来细弱,食少神疲,脾肾两虚已显。治当温补脾肾,固涩止泻为主。方药用归身炒炭合四神加炮姜、粟壳温补脾肾,祛散阴寒,收敛固涩,或加茯苓、石脂、榴皮健运中州,增其收敛之功,服后泻止。案中尤重忌食冷滑生硬之物,这对于避免食后复发,从而巩固疗效有重要意义。

猪苓汤利小便以实大便案

安昌夏 舌滑白,脉弦细,便溏,患小便不多,脘闷,气冲欲呕,藉猪苓汤加减。(三月十三日)

猪苓钱半 广藿香二钱 仙半夏钱半 大腹皮三钱 泽泻二钱 滑石四钱 左金丸八分 玫瑰花五朵 茯苓四钱 厚朴一钱 香附三钱

清煎,四帖。

又 湿热未清,腹中胀闷,脉涩滞,便泻,仍宜猪苓汤加减。

猪苓钱半 藿香梗二钱 大腹皮三钱 左金丸八分 泽泻三钱 滑石四钱 制香附三钱 佛手花八分 茯苓四钱 厚朴钱半 佩兰叶钱半

清煎,四帖。

介按：《内经》曰：湿胜则濡泄。《难经》曰：湿多成五泄。兹以湿胜而脾胃失于健运，不能渗化，方从猪苓汤加减，以藿、朴、香附，玫瑰等味，芳香燥湿，二苓、泽泻健脾佐运，半夏、左金和胃宽胸，腹皮、滑石泄湿利溲。前后二方，大旨相同，即古人所谓利小便即是实大便之意。（《邵兰荪医案》）

❀【评议】　本案之要，在于湿盛，脾虚，失其分清泌浊之功，治从猪苓汤利水化湿，亦为利小便以实大便之理。

❀ 清气和中治便泻腹痛案 ❀

渔庄沈（妇）　便泻腹痛，右脉涩，左弦细，经停四月，腰酸带下，心泛，舌微白，咳呛。姑宜清气和中。（十月二十日）

藿香梗二钱　诃子肉钱半　新会皮钱半　桔梗钱半
川贝钱半　扁豆衣三钱　苏梗钱半　生款冬三钱　大腹皮三钱　广木香八分　蔻壳钱半

清煎，三帖。

介按：肝肾阴亏，带脉不固，则腰酸带下，肝阳横逆，则腹痛便泻，上乘于肺则咳嗽心泛。先以清肺扶脾，兼用理气之品，是急则治标之意。（《邵兰荪医案》）

❀【评议】　右脉涩，左弦细，经停四月，腰酸带下，均为肝肾亏虚之征。然患者主诉为便泻腹痛，兼有心泛呛咳，右脉涩，左脉弦细，分析为肝阳偏旺，克脾土，犯肺金所致。故治疗当现清肺理气和中为主。方中桔梗、川贝、生款冬均为清肺降气化痰之品，新会皮扁豆衣、藿香梗、苏梗、大腹皮、广木香理气和中，诃子肉涩肠兼能敛肺。诸药合用，能清肺降火，疏肝运脾，痛泻、咳呛之症当除。

🌺 扶脾渗湿治便泻苔厚面浮案 🌺

新田鄦　据述便泻较减，舌根厚，面浮，宜和胃为主。(六月十三日)

焦六曲四钱　新会皮钱半　制香附三钱　鸡内金钱半　川连五分　赤苓三钱　扁豆衣钱半　大腹皮三钱仙半夏钱半　炒麦芽三钱　通草钱半　鲜荷叶一角

二帖。

介按：便泻较减，舌厚面浮，此系湿热未净，夹食为患。故治以扶脾渗湿，兼消食滞。(《邵兰荪医案》)

🌸【评议】　便泻较减，舌根厚，乃知湿热虽有减退，仍未净，食滞日久，非消食之法不能清其余邪。焦六曲、炒麦芽、新会皮、鸡内金消食健胃，白扁豆、香附、川连、大腹皮、仙半夏、荷叶、通草、赤苓理气健脾化湿，配伍恰当，药证合拍。

🏵 停食久泄治验案 🏵

邑侯某，二月中旬，暑篆吾邑，阳节前数日，延余诊病。坐次见其面色青白，肌肉消瘦，吐痰不止，因问其病源。据述旧岁中秋，在省垣食糯米粑，停食作泄，至今未愈，每日尚六七行。诊其脉，沉细而迟，按之无神，惟右关独见浮大濡虚。《经》云：独大者病。今右关之脉，独见浮大，按之无力，脾胃虚惫何疑。十全大补方中，四君芪桂，虽力量浅薄，尚不支离，而归地芍三味，于脾阳衰败之证，只见其助湿滋滑而已。因拟六君子加干姜、附子、灶心土一方，服五六日又延余诊则痰饮已止，泄泻一症每日亦只二次。于前方再加芪桂，又服十剂，精神倍健，饮食顿增，每日只溏泄一次。因嘱其再服数剂，始为转方。适奉委至富顺，会审案件，得晤邓井关徐少尉，亦知医者，拟人参败毒散方，服二三剂即愈，乃《内经》风能胜湿之法也，观此可知用药之妙。

尚按：停食不过诱因，而其人中虚有素，医者诊察不精，施以笼统方法，何能愈病？此案之特色处，全在识脉，断定脾虚失运，上为痰而下则泄。脉证既经认确，则采取方法对病者，权衡用之，决其必效，尚非难事。故识脉为医家第一要着。（《萧评郭敬三

医案》)

●【评议】 本案尤重脉诊，唯右关独见浮大濡虚，则定虚候，辨证施治，六君子加干姜、附子、灶心土健运脾土为首要，方证相应，二诊则见脾运渐佳，宗原法再加芪桂，增其健脾益气之功，获效显矣。

🏵 木旺犯土致泻案 🏵

脾泄较差，食入脘闷，脉细左关弦，癸水未至，口渴跗浮，仍遵前法加减为主。

乌药二钱　炒白芍一钱五分　川楝子一钱五分　省头草三钱　茯苓三钱　广木香七分　炒车前三钱　绿萼梅一钱五分　大腹绒三钱　生益智一钱　木瓜二钱（《邵氏医案》）

●【评议】 脉细左关弦，泄泻兼有脘闷，加上月经推迟，可推测是由于木旺犯土，阻碍脾胃气机升降，气机阻滞导致冲任失调，血海不足引起，故治当抑木疏肝，理气和中为主。药以川楝子、绿萼梅、大腹绒、广木香、乌药疏肝理气，白芍、木瓜柔肝养阴血；口渴跗浮者，当知有水湿内聚，茯苓、炒车前、省头草利水除湿，益智仁性偏温能振奋脾肾之阳，均有利于脾胃气机运化复常。

湿热中阻治腹痛便泻案

便泻腹痛稍减，苔色仍属黄厚，癸涩已有二月不至，脉涩右沉弦，中痞气滞，还宜前法加减为妥。

神曲三钱　炒茅术一钱五分　白芍一钱五分　砂壳一钱五分　炒川连八分　赤苓四钱　广木香六分　绿萼梅一钱五分　厚朴一钱　泽泻三钱　炒谷芽四钱　三帖。(《邵氏医案》)

腹痛便利不减，苔黄呕恶，右脉弦滑，月事过期不至，仍照前法加减，防痢。

藿梗二钱　仙半夏一钱五分　山楂三钱　蔻壳一钱五分　川连七分，姜汁炒　赤苓四钱　炒白芍一钱五分　六一散四钱，荷叶包　厚朴一钱五分　新会皮一钱五分　广木香八分　三帖。(《邵氏医案》)

【评议】　两案均有痛泻，苔色黄，可知中焦湿热未除，月经后期是由于湿阻中焦气机，气血流通不畅所致。故治当清热化湿，理气畅中为主。方中共用炒川连、厚朴、木香理气畅中；案一中的神曲、炒谷芽、砂壳和案二中的山楂、新会皮、蔻壳均具有和胃消食的作用；案一中用苍术、绿萼梅偏重芳化燥湿，案二中用藿梗、半夏、六一散偏重化湿理气，脾胃健运则气机舒畅，湿浊自消；白芍养阴血，与赤苓、泽泻同用，可利水通经，又有兼制厚朴、木香、砂壳等温燥之性配伍恰到好处。两案虽用药不同，但治法思路相似，值得学习借鉴。

过饮致泻误用提补案

大同同年姜验熊，入京赴京兆试，与余同寓三忠祠，文酒谈宴甚相得也。秋初阴雨经旬，兼北人不耐潮湿，一日友人招饮，归来渴甚，饮水过当，越日而泻，日经数十次，颇觉困惫。乃自市补中益气汤提补之。次早，则头晕呕逆，腹痛身热，午后高卧不起。余叩其门，乃曰：今日病甚。余曰：夏月得泻疾，可去腹中糟粕，何必过计。姜乃以所服之药告。余曰：君何贸贸①若此。姜曰：曾忆家君得泻疾，服此甚效，兹则增剧，实所不解。余曰：尊大人必年老气虚，中气不摄，日久滑泻，故以补中益气提之无不效者。君饮水过度，清浊不分，小便不通，水皆从大便而出，急宜疏利，乃反提之。若大便再不通，则腹鼓身肿，成大症矣。遂遣仆买胃苓丸二两，令以姜水送之。次日而小便通，又次日而水泻止矣。（《醉花窗医案》）

【评议】　患者自服补中益气汤升提止泻不效，殊

---

① 贸贸：轻率貌。

不知前君之泄乃因气虚，故予升提之品效佳，然该患者系饮水过量，加之天气潮湿，困犯脾土，导致脾运失司，清浊不分，小便不利，水湿走从大便，而泻下不止。误用升提之品，只会使水饮更无出路，故予胃苓丸姜水送服，通阳利水，水饮随小便泄去，故泻止而安。

化湿理气治便泄案

右　便泄不畅，溲少有汗，舌中光，胸闷。防直入三阴，诸厥变幻。

陈香薷　越鞠丸　白豆蔻　楂炭　白蒺藜　橘红　生米仁　茯苓　赤芍　制半夏　六曲　车前子（《曹沧洲医案》）

左　触痧之后，转为便泄不已，胃气不来，胸闷溲赤，表热不透，脉不畅。

治宜疏化。

广藿梗三钱　白蔻仁七分，研冲　猪苓三钱五分　陈皮一钱　干佩兰三钱　六曲四钱　泽泻三钱　生米仁四钱　制川朴一钱　枳壳三钱五分　法半夏三钱五分　炒谷芽五钱，包　鲜佛手三钱五分（《曹沧洲医案》）

【评议】　两案患者均有便泄，兼胸闷、小便不利的症状，用药的思路也均从化湿理气入手，可见泄泻发生的基本病机较为相似，即湿浊中阻，气机不畅。方药上两案以化湿畅中的香薷、白豆蔻、藿梗、佩兰、生米仁、半夏、陈皮（橘红）为主，案一中主诉为便泄不畅，故用越鞠丸、白蒺藜、茯苓、车前子利水调气以祛湿；案二中兼有胃气不来，故用厚朴、枳壳、炒谷芽、佛手配合泽泻、猪苓，理气和胃兼顾利水渗湿以止泻。两案病机相似，用药略有侧重，值得体味。

🐝 健脾利水治便溏腿足痛案 🐝

右　便溏稍愈，腿足仍痛，腹痛、呕恶均减，脉软。宜守前法增损。

生白术三钱五分　磁朱丸三钱，吞服　猪苓三钱五分　五加皮三钱五分　怀山药三钱　橘红一钱　泽泻三钱　陈麦柴四钱　带皮苓四钱　制半夏三钱五分　生米仁三钱　炒谷芽五钱（《曹沧洲医案》）

❀【评议】　从选方用药分析，曹氏治疗此案用五苓散加减，方中去肉桂，加山药、米仁、炒谷芽健脾和胃，加半夏、橘红化湿祛浊，五加皮祛风除湿针对腿足痛治疗，也有补益肝肾的作用。通过选方用药，可知案中便溏的病机是脾虚湿盛，故治疗以五苓散加减，健脾利水祛湿为主。

健脾消滞治小儿便泻腹大案

幼　泄。便泄日久，嗜食腹大。防成疳积。

漂白术三钱　炙鸡金三钱　大腹皮三钱　陈米缠四钱　怀山药三钱　煨木香一钱　五谷虫三钱五分　新荷蒂三只　扁豆衣三钱　煨肉果三钱五分　车前子三钱（《曹沧洲医案》）

●【评议】　小儿脾胃娇嫩，饮食不节，易发生伤食泄泻。本案发病原因责之于饮食积滞、脾土亏虚，治从健运脾土、消积化滞，方中白术、山药、扁豆衣、荷蒂健脾化湿，鸡内金、五谷虫消除饮食积滞，大腹皮、煨木香、煨肉果理气温中，配伍车前子祛浊利水而能发挥止泄功效。小儿脾虚食滞导致的泄泻应及时治疗，以免生疳积之变。

培土补火膏方治泄案

左　泄。脾泄日久，不独土夺运迟，即命火蒸腐之权亦日渐衰微矣，夫命门为生命之根，中土为气血之源，火土既衰，能无百病丛生乎。刻下脏真悉虚，求其致病之源，培土当得渐渐获益。

膏方：**大熟地**四两，炒松春砂末拌　**陈清阿胶**一两半，收膏时入　**菟丝子**三两，盐水炒　**西洋参**二两　**九香虫**三钱　**冬瓜皮**二两　**制首乌**三两　**制冬术**四两　**陈皮**一两，炙　**北沙参**一两　**焦山药**四两　**杜仲**三两，盐水炒　**麦冬肉**一两　**带皮苓**四两　**川断**三两，盐水炒　**焦扁豆**四两　**枣仁炭**四两　**沙苑子**三两　加**范志曲**三两　**车前子**三两，包　如法熬膏。（《曹沧洲医案》）

【评议】久泻脾虚，子病及母，易致命门火衰，脾肾两虚，病程日久，当以培土补火，峻补之剂恐脾胃虚而不受，故宜膏方缓缓图之。方中熟地、山药、茯苓、焦扁豆、白术健脾培土；菟丝子、西洋参、沙苑子、杜仲、川断益肾温阳；枣仁炭、首乌、北沙参、阿胶、麦冬养阴益精，阴中求阳；车前子、陈皮、九香虫、冬瓜皮、范志曲理气祛湿，亦能防诸补药滋腻碍胃，全方健脾益肾，补而不滞，配伍精当。

重镇回阳治吐泻神迷案

右　泄。吐泻六日，败象齐备，今日得势稍减，肢冷得暖，败象气急不平，脉软，舌红干，神气迷蒙，终恐发厥骤变，小效，不足恃也。

白术　左牡蛎先煎　公丁香　车前子包　茯苓

真风斛　六曲　白芍　台参须　乌梅　代赭石先煎
焦麦芽（《曹沧洲医案》）

❋【评议】　患者吐泻大作，气液骤失，导致气阴不足，见脉软、舌干红，病情急重而见气急不平，神奇迷蒙等阳气将脱之象。处方中代赭石、牡蛎重镇潜阳，公丁香、台参须温阳救逆，乌梅、真风斛敛阴补液，白术、白芍配六曲、焦麦芽健运中焦，茯苓、车前子降浊利水，共奏回阳救逆、益阴健脾之功。

❋ 气营两治止泻通经案 ❋

右　泄。肝气积久，脾病作泻，面浮足肿，癸水不行。拟气营两治。

漂白术三钱五分，枳壳一钱同炒　泽泻三钱，茴香五钱同炒　白蒺藜四钱　丹参二钱　茯苓四钱　苏梗三钱五分　陈佛手三钱五分　鸡血藤膏一钱，研冲　猪苓三钱五分　制香附三钱五分　车前子包　陈麦柴各四钱（《曹沧洲医案》）

❋【评议】　肝气久郁，横逆犯土，水液运化不利，聚而生湿，湿浊内蕴，故见泄泻，面浮而足肿，气滞湿阻日久，会影响血液运行，故癸水不通，治疗宜气血同调，健脾疏肝兼顾。方中白术、茯苓、猪苓、车前子利水祛湿，苏梗、陈佛手、制香附、白蒺藜理气疏肝，丹参、鸡血藤膏养血活血。上药合用，能使气机条达，血运顺畅而除诸症。

缓培气阴治脾泄案

左　泄。素病脾泄，复多操劳，积虚积损由来已久，自从上年夏令湿阻，秋来患疟，病缠失调，今则气阴两乏，无脏不虚，形肉消瘦，神思疲惫，阴虚生内热，肌灼小溲赤短，阳虚生外寒，形体怯寒，加以气不化湿，湿痰作嗽，气不生津，口燥作渴，渐至肝肾不支，不能起于床。脉细小虚数，舌质红，中苔白。阴竭于下，火浮于上，虚脱一途已近，不能重用补药。汲深绠短，恐不易奏功也。

人参须　盐半夏　抱木茯神　麦冬肉　炙鳖甲　橘白　南沙参　川石斛　生蛤壳　料豆衣　怀山药　川续断。(《曹沧洲医案》)

❀【评议】　此案对脾泄、口渴、痰嗽等症的病机分析十分到位，"气阴两乏"一语中的，由于病程较长，身体极虚，故不宜峻补，处方用药上体现了缓培徐补之意。人参用须，补气而兼能生津，石斛、麦冬、南沙参、山药、鳖甲、料豆衣滋养阴精而降虚火，半夏辛温化痰配蛤壳咸寒肃肺，针对痰湿作嗽之症，茯神淡渗除湿而能助脾健运，橘白理气较橘皮更为温和，补而防滞，与全方缓图的基调也较为协调。缓培气阴，用药考究，值得体会。

❀ 心身共调治便泄案 ❀

右　泄。乍寒乍热，咳痰，脉沉细而弦，舌白，脐腹痛，大便匀利。通体虚乏已极，加以抑郁操劳，调理之法，洵非易易，必得扫尽思虑，以助药力所不逮。

归身二钱，土炒　象贝四钱　真郁金一钱　煅瓦楞粉一两，包　白芍二钱　广木香一钱　茯苓四钱　台乌药三钱五分　淡芩炭三钱五分　盐半夏三钱五分　扁豆衣三钱　通草一钱　生麦芽五钱　陈佛手三钱五分（《曹沧洲医案》）

❀【评议】　脾虚作泻，加之抑郁操劳，犹如雪上加霜，治疗时应有所兼顾，心身共调。一方面在用药上，除健脾祛湿、化痰止咳等常规药物之外，木香、郁金、佛手、通草大队理气之品用量较多，此类药物行气解郁的功效对气滞湿阻和情志郁结之证均有裨益；另一方面，案中强调"必得扫尽思虑"，也就是心理疏导，以辅助药力，从而达到调畅情志，提高疗效的目的。这种心身同治的治疗理念值得赞赏。

中气不足肝阴亏虚木火上冲作呕作泻案

见肝之病，当先实脾，此求本之治也。积劳中气虚，气逆吐泻，每发于春，春乃木旺之候。交夏则土令，金土旺木不能侮土也，而气逆吐泻之病反平。诊得脉右软左细而弦，肝之旺非有余之象，乃肝阴亏而水不涵木，木火上冲作呕作泻，平肝已属见病治病，断无伐肝克肝之理，况胃纳则安，得谷则和，其为中气不足无疑。腹之膨，肤之胀，是虚是实，拟培土法。前当夏季，缘司天火令，燥气之药不宜，宗经旨，肝病治脾，柔有制刚之义。

人参　米仁　料豆衣　阿胶　炙草　白术　茯苓砂仁壳　白芍（《上池医案》）

❀【评议】《素问·调经论》云："百病之生，皆有虚实。"辨虚实为临证之要，虚实辨证准确，攻补方能适宜，免犯虚虚实实之戒。本案积劳中虚，气逆吐泻，至春而发者，缘由春为木旺之时；交夏病反平者，因于时当土令，土不受侮也。由脉右软左细而弦之象可知，肝旺之症起于肝阴亏虚，水不涵木，而致木火上冲，非为肝气有余也。"平肝已属见病治病，断无伐肝克肝之理。"见肝之病，当先实脾，故治拟培土之法，兼以养阴柔肝。药用人参、米仁、炙草、白术、茯苓、砂仁壳健脾益气，料豆衣、阿胶、白芍养阴柔肝，使中气得旺，肝阴得养，则自无气逆吐泻之虞。

🐌 分利渗湿法治湿郁伤脾泄泻案 🐌

舌白如霜，泄泻兼积，此乏力之后，湿郁伤脾也，虽脉细少纳，而补土尚非所宜，拟分利渗湿，以冀痢缓纳谷。

土炒川连　滑石　香薷　炒楂　白蔻仁　萆薢赤苓　神曲（《上池医案》）

🔘【评议】　舌白如霜，泄泻兼积，脉细少纳，一派湿郁脾伤之象。本案湿邪亢盛为病机之要，脾气虚衰为次，故治当分利渗湿。以土炒川连、滑石、香薷、白蔻仁、萆薢、赤苓利湿行水为要务，解脾之湿困；用炒楂、神曲消食化积，药中肯綮，则痢停食复。

🐌 气血两虚腹痛腹膨腹鸣便溏案 🐌

病已两载，脾胃久虚，便溏腹鸣，腹痛腹膨，总是气血并虚。

焦白术　归身　怀山药　煨木香　砂仁　白芍
制香附　米仁　大枣　炮姜炭（《上池医案》）

【评议】《素问·阴阳应象大论》谓："清气在下，则生飧泄；浊气在上，则生䐜胀。"病已日久，脾胃亏虚，以致中焦运化不利，气机升降失常，清浊不分，故便溏腹鸣腹膨；气血并虚，不荣而生腹痛。药用白术、怀山药、米仁健脾益气，归身、白芍、大枣补血和血，木香、砂仁、香附行气燥湿止痛，正中病根，久病得瘥。

🎏 脾虚久泄治以培土和中案 🎏

脾土素亏，大便久泄，培土和中，切忌生冷。

焦白术　楂炭　防风　荆芥　米仁　赤苓　萆薢
香附　枯荷蒂（《上池医案》）

【评议】本案病机明确，为脾土亏虚而致泄泻。《景岳全书》云："泄泻之本，无不由于脾胃。"又言："脾胃受伤，则水反为湿，谷反为滞，精华之气，不能输化，乃致合污下降而泻痢作矣。"故治以培土和中为法。药用白术、米仁、赤苓、萆薢、楂炭、枯荷蒂健脾和中，利水渗湿；香附、防风、荆芥祛风，调畅气机。诸药合用，共奏健脾益气、化湿止泄之功。同时须忌生冷之饮食，以防雪上加霜，更伤脾胃之阳。

气虚下陷泄泻治用加味补中益气汤案

新场徐兴若，大病之后，脾肺之气已虚，所以大便作泻，而肛门下坠，四肢倦怠乏力，脉息数软。此气虚下陷之故，理宜加味补中益气汤治之。

人参　白术　黄芪　当归　柴胡　升麻　甘草　茯苓　五味　广皮　木香煨　加天冬　荷叶蒂　砂仁（《沈氏医案》）

【评议】　补中益气汤出自李东垣《内外伤辨惑论》，为脾胃学说代表方，主治脾虚气陷证。该患大病之后，肺脾气虚，统摄无权，中气下陷，故有大便作泻，肛门下坠，四肢倦怠无力等症。治用补中益气汤加木香、砂仁温中理气，五味、天冬养阴润肺，茯苓健脾利湿，荷叶蒂升清降浊，使中阳得升，大病得瘥。

脾肾两虚五更泄泻汤剂丸方并施案

咳嗽之后，脾胃两虚，以致五更泄泻。此乃肾虚不能闭藏，脾虚不能健运之故也。脉息虚小无神，理宜健脾和胃之剂，先服煎剂以健其脾。忌生冷油腻，使易于运化也。

煎方：人参　白术　广皮　茯苓　黄芪　白芍甘草　苡仁　五味　砂仁　加荷蒂

丸方：补骨脂　肉果　五味子　木香　姜枣捣丸名四神丸《沈氏医案》）

●【评议】　此案五更泄泻，缘由咳嗽之后，脾肾两虚。盖肾主封藏，脾司运化，两脏失职，则致五更泄泻。案中煎方着眼于脾虚，以取煎剂药力速达之特性，用人参养荣汤加减，健脾益气以助后天；丸方着眼于肾虚，取丸剂药力持久之特性，以四神丸加减，温肾固涩以补先天。两方一急一缓，双管齐下，事半功倍。

❀ 桂附养脏汤救治口疮腹泄危症案 ❀

桂附养脏汤，此予治两姨弟索大爷口疮腹泄之方也。初伊患口疮腹泄之症，已经数月，后至食水下咽，肠一鸣而即泄出，胃间毫不能存。六脉沉细将绝，神脱气惫，四肢厥凉，危在旦夕。予视之恻然，见其口干，不时饮水，乃立一罂粟壳、车前子、淡竹叶、酸梅加红糖之方，令其煎汤以代茶，不期饮，一日夜腹泄止一半，而口疮渐消，饮粥亦能少存。次日诊其脉，脉亦微起，遂用此方，连服十数剂而愈。实令人意想不及，洵所谓药治有缘人也。

桂附养脏汤方：

熟地三钱　附子一钱，炮　肉桂一钱，捣块　破故纸一钱五分，盐炒　山药三钱，炒　党参二钱　黄芪三钱，蜜炙　归身二钱，酒洗　白芍三钱，酒炒　茯苓二钱，乳浸　陈皮一钱，留白　罂粟壳二钱，蜜炙　诃子二钱，面煨　肉豆蔻二钱，面煨　川牛膝一钱五分，酒蒸　车前子二钱，微炒　炙甘草二钱

引加煨姜一片，大枣二枚，煎出微冷服。每煎分三次服，服后压以食。(《鲁峰医案》)

●【评议】　食水即泄，六脉将绝，神脱气惫，四肢厥凉，皆为元气败脱，危在旦夕之象。病入沉疴，本难医治，鲁氏仁心仁德，予罂粟壳、酸梅等收敛正气，腹泻立缓，说明胃气尚存，故而用药能应。存得一分胃气，便有一分生机，继投以附子、肉桂、干姜、破故纸等回阳救逆，熟地、山药、党参、黄芪、当归、白芍等补血益气，使元气得复，沉疴得愈。

益火资土汤治口疮腹泄案

益火资土汤，此予治通政司参议七公口疮腹泄之

方也。初伊口内生疮，大便溏泄，后至大便不自主，时刻漏下，而口疮益甚，不嗜饮食，面黄唇白，形神萎顿，就予诊视。脉见左关弦缩，右关沉微，两尺俱微细，遂疏是汤，服二剂泄止而口疮消，又加减服四剂，饮食得味，前症悉除矣。

益火资生汤方：

制何首乌四钱，赤白各半　破故纸二钱，盐水炒　山药三钱，炒　茯苓二钱，乳浸　归身二钱，酒洗　白芍三钱，酒炒　车前子二钱，微炒　牛膝二钱，酒蒸

不加引，煎服。（《鲁峰医案》）

【评议】　本案益火资土非温心阳助脾土，而乃温肾阳助脾土。命门之火温煦全身，若肾阳式微，不能温暖脾阳，则脾阳亦衰。大便漏下，形神萎顿，两尺微细，是为脾肾阳虚，口疮益甚，说明心火已亢，不可再补，当引火下行，温肾助脾。药用何首乌、破故纸温肾益精，山药、茯苓补气健脾，归身、白芍养血补血，牛膝引火下行。

🏵 病后胃气方苏脾虚不运纳少便溏案 🏵

钱（四三）　身无寒热，脉缓，便溏，纳谷而少。胃气方苏，脾弱不司运化，病后颇有是症也。

生白术二钱　新会皮一钱　建泽泻一钱五分　益智仁煨研，八分　焦麦芽一钱　茯苓三钱　厚朴一钱（《也是山人医案》）

●【评议】　疾病过后，邪气虽去，正气尚虚，胃气虽苏，脾虚不运，故有脉缓、便溏、纳少之症。治当健脾和胃，渗湿止泄。药用生白术、益智仁、焦麦芽、茯苓健脾止泻，和胃益气；新会皮、泽泻、厚朴行气燥湿止泻。使胃苏脾运，则纳谷自馨，便溏自止。

❀ 脱肛初愈潮热口渴泄泻案 ❀

徐（五岁）　潮热泄泻，口渴已久，脱肛初愈。

煨葛根八分　六神曲一钱五分　猪苓一钱　焦於术一钱五分　淡芩一钱　泽泻一钱　土炒白芍一钱五分　大麦芽一钱（《也是山人医案》）

●【评议】　小儿乃稚阴稚阳之体，发育未全，脾胃尚弱，易致泄泻之疾，潮热口渴为阴虚之象。故治当以养阴健脾止泻为法。仿仲景葛根芩连汤意，药用葛根、黄芩、炒白芍清热生津止泻，六神曲、大麦芽和胃消食，猪苓、焦於术、泽泻健脾利湿止泻。

🌸 脾肾阳虚腹鸣晨泄案 🌸

叶（三八）　　脾肾两衰，腹鸣晨泄，阳微所致。

淡吴萸七分　淡补骨脂一钱　建莲三钱　煨肉果三分　炒菟丝饼一钱五分　山药炒，二钱　茯苓三钱　五味子一钱五分（《也是山人医案》）

🌸【评议】　此为五更泄泻，脾肾阳虚，命门火衰之证。凌晨泄泻尤甚，盖此时正当阳气初生，最为微弱故也。治以温肾健脾，固涩止泻。方用四神丸合《太平惠民和剂局方》玄菟丹（菟丝子、五味子、茯苓、莲肉）加味，药以淡吴萸、补骨脂、菟丝饼、五味子温肾固涩，建莲、煨肉果、山药、茯苓健脾止泻。

🌸 穆瑞庭发热腹痛泄泻案 🌸

宁波穆瑞庭，发热苔白，腹痛泄泻，延余往诊。脉来细数。外邪挟湿，清浊混淆。方用葛根三钱，桔梗一钱，厚朴一钱，枳壳一钱，神曲三钱，赤茯苓三钱，泽泻钱半，通草一钱，冬瓜子四钱，焦谷芽四钱，鲜荷叶一角。一剂而愈。（《孟河费绳甫先生医案》）

🌸【评议】　发热苔白，腹痛泄泻，脉来细数，病由外邪夹湿，清浊不分。治当清热解表，化湿行气。药以葛根、荷叶清解外邪，茯苓、泽泻、通草、冬瓜子利水渗湿，桔梗、厚朴、枳壳行气祛湿，佐以神曲、谷芽健脾和胃。辨病用药正切机要，诸药合用，热消湿祛，一剂而愈。

胸腹作痛肢冷便溏治用甘温扶中案

湖南王石庵，胸腹作痛，得食则安，大便溏泄肢冷。诊脉细弱，此脾虚也。当甘温扶中。方用别直参二钱，益智仁钱半，大白芍钱半，粉甘草五分，陈广皮一钱，大枣二枚。五剂即愈。(《孟河费绳甫先生医案》)

❀【评议】 胸腹痛有虚实之分，本案胸腹作痛，得食则安，大便溏泄肢冷，脉细弱，当为脾虚之证。治以甘温扶中为法。药用别直参、陈皮、大枣健脾益气，益智仁温运脾阳，白芍、甘草缓急止痛。诸药协作，药到病除，五剂而愈。

积虚泄泻治用血肉有情之品案

卢谷山年近六旬，患泄泻，由夏炳如先生介绍邀诊，脉息小弱，两手俱冷，精神疲倦，此脾胃气虚阳气衰弱之病，乃用理中汤加山药、木香，接服两剂，精神较好，能进饮食，原方加肉桂四分，枸杞子二钱，又服二剂，手稍转温，泄泻已止，但头眩殊甚。原方去姜、桂，加熟地，接服三日，头眩较减，而手仍冷。复于原方中加鹿角胶、黄芪，服两剂后，精神殊觉爽健，惟手终不暖。盖高年真火已衰，非旦夕所能奏功，乃嘱购鹿茸半具，研末，每日服五厘，用高丽参三钱，煎汤和服。卢君遂托友在沪购办参茸，如法服之。半月后返闽，今年春间，卢君复来镇江，言鹿茸甚有效，现在精神甚好，而手亦转温，今担任赖大有皮丝烟号经理云云。大凡积虚之病，皆须悠久成功，而尤必藉血肉有情之品，始易奏效。鹿性纯阳，能补人身阳气，茸生于首，兼能补脑，故有此特效也。(《丛桂草堂医案》)

❀【评议】 本案脾胃阳气虚甚，为积虚之病，故泄泻，手冷，神疲，脉小弱。几诊后数症皆消，尚余手冷之症。盖久病体虚，需久治方能根除，不能一蹴而就。《素问·通评虚实论》言"精气夺则虚"。以血肉有情之品补虚，其效卓然。唐代孙思邈首倡"以脏补脏"法，朱丹溪创大补阴丸滋阴降火，清代医家如叶天士、吴鞠通对动物类补益药更为推崇，叶氏云："血肉有情，栽培身内之精血。"吴鞠通以厚味填补疗虚,广用血肉有情之品。《本草纲目》言鹿茸"养血益阳,强筋健骨,治一切虚损",故久用鹿茸,诸症皆愈。

🏮 暑热食滞暴注下迫案 🏮

王姓妇年五十余,夏间陡患泄泻,暴注下迫,一日夜二十余次,发热口渴,胸闷腹痛,舌苔黄腻,脉数溲热,盖暑湿蕴伏,肠胃中兼有宿滞,火性急速,故暴注下迫也。病者闻之叹曰:真名医也。今年家中因财政困难,故将楼下房屋,赁租与人,自居楼上,讵知亢热非常,自知受暑云云,遂用黄芩汤加连翘、苡仁、六一散、佩兰、枳壳,一剂热退利减,二剂全愈。(《丛桂草堂医案》)

🔘【评议】 夏日突发泄泻,暴注下迫,发热口渴,胸闷腹痛,病由暑湿内蕴郁热,肠胃兼有食滞,舌脉可为佐证。治当清解暑热,兼消食滞。方用《伤寒论》黄芩汤合连翘、六一散、佩兰清热解暑,化湿止泻;枳壳行气导滞。药证相应,故一剂知,二剂愈。

🏮 便溏日久消瘦脉软治宜健中温补案 🏮

大便久溏,脉软肉削,健中温补,斯为稳计。

炒党参　煨肉果　山药　泽泻　木香　白扁豆　菟丝子　炒阿胶　白茯苓　於术（《重古三何医案》）

【评议】　便溏日久，伤津耗气，阴阳俱损，脉软肉削，均为虚弱之象。故治以健中温补为稳妥之计。药用党参、山药、茯苓、白术、白扁豆健脾益气，肉果、菟丝子温脾止泻，泽泻利水渗湿，木香行气醒脾，阿胶滋阴养血。使泻止脾运，后天得补，则病可瘳也。

腹痛泄泻无脉可诊案

凡治病以脉为准，然亦有无脉可诊者。山人之孙向赖陈姓妪褓襁抱以长，一日携其次子年二十余，求治云：患腹痛泄泻。按其脉左右俱无，骇而问其平日如何。曰：自幼穷苦，未尝服药，脉之有无不知也。山人视其神色尚好，四肢不倦，以香砂枳术丸与之。越三日复来，病去大半。再切之，仍六脉俱无。因思古人有凭证之说，殆为此。（《重古三何医案》）

【评议】　望闻问切，四诊皆为医家诊病之要，其中切者，常为病机所在，若无脉可诊，则该如何？只能以余三诊为凭，观其神色尚好，四肢不倦，知非为虚证，故投以香砂枳术丸，三日后，病去大半。此情脉象全无，实属罕见，考验医家医术，实需医者学识广博，有胆有识。

脾虚失运木郁气滞腹痛泄泻顺时而治案

向有怔忡之根，逐年时发，泄泻腹痛，下之不畅。下后必精神疲惫，间有头晕，脉左部关尺细数，寸部微弱，右三部细数不调。病属思虑伤脾，脾不健运，下焦亦复木郁，气滞失化，恐延气虚中满。当此秋暑，似直从肝脾和理，入冬可进温养，夜膳似宜少食。管见祈裁用之。

生芪　制术　当归身　广木香　炮姜　白芍　吴萸　炒芩　楂炭　煨肉果　水炙甘草　炒青皮　砂仁壳　酒炒枸橘李

再诊　秋燥退，清肃令行。

党参　制於术　炒菟丝　木香　破故纸　黑姜　水炙甘草　白芍　辰砂拌茯神　炒山萸肉　吴茱萸　炒青皮　砂仁末冲　荔枝肉（《重古三何医案》）

❉【评议】　本案病久，脾虚失运，肝郁气滞，恐延生他变。当此秋令暑热之气正旺之时，不宜温养，治以疏肝理气，健脾和中为法。待再诊，秋燥退，清肃金气当令，乃以温养之品治之。《素问·宝命全形论》云："天地合气，命之日人。"又谓："人以天地之气生，四时之法成。"《灵枢·邪客》说："人与天地相应。"是故治病当随四时之变，法天地阴阳，则必事半功倍矣。

寒暑相搏腹痛泄泻治拟胃苓汤加味案

王　暑伏太阴，寒伤少阴。因寒暑相搏而腹内疼痛，以致中阳不运，气化失常，关门清浊不分，是故大便泄泻而小便短涩，兼之营卫不和，寒热往来，先拟胃苓汤加味治之。

制川朴八分　南京术一钱半　结猪苓一钱半　白茯苓三钱　广橘红八分　炙甘草八分　建泽泻二钱　生冬术一钱半　川桂枝八分　广藿香一钱半　北细辛八分　淡吴萸八分（《阮氏医案》）

【评议】　本案寒暑之邪相搏，营卫不和，致中阳不运，气化失常，大便泄泻，小便短涩，寒热往来。方用胃苓汤加味，胃苓汤出自《世医得效方》，有利水止泻、祛湿和胃之效，加用藿香、细辛、吴茱萸开窍散寒，温中理气，平复阴阳，使中阳得运，病症得解。

湿食蕴积脾胃治先调理中州案

阮　脉实，舌苔黄腻，症见泄泻，呕恶不食，中阳不达四肢，则手足麻木胀痛；浊邪上干，则头目眩晕，胸膈痞闷；邪气外蒸，则肤表悠悠发热。皆因湿食蕴积脾胃所致。先宜调理中州，续后再商。

藿香叶八分　新荷叶八分　生谷芽钱半　萝卜络八分　佩兰叶八分　粉葛根八分　大豆卷钱半　白蔻仁八分　水法夏钱半　带皮苓二钱　白通草八分　紫川朴八分

又诊　湿已化热，邪经透达，但胸痞不食，身热口渴再治耳。

连翘壳二钱　栝蒌皮二钱　生谷芽二钱　生山栀钱半　淡竹叶钱半　生竹茹二钱　鲜芦根四钱　广郁金八分　炒枳实四分　真川朴四分　川通草四分（《阮氏医案》）

❋【评议】　初诊脉实，苔黄腻，可断实证为病机之首，盖湿食蕴积脾胃，脾失健运，清浊不分，而致泄泻呕恶，手足麻胀，头目眩晕，胸膈痞闷，发热诸症。故以调理中州、健脾消食为先，予健脾行气、清热消导之剂。再诊泄泻已愈，胸痞不食，身热口渴，盖湿热邪甚，故投以清热利湿、宽胸行气之品以治余症。

🦎 热补通阳法治寒湿泄泻案 🦎

林　中下焦沉寒痼冷，湿气弥漫，阳气被扰，每致肠鸣泄泻，腰腹刺痛。脉见迟细，舌苔白滑。拟用热补通阳法。

淡附片钱半　炒处术二钱　补骨脂三钱　西潞党三钱　炮老姜钱半　酒白芍钱半　益智仁钱半　紫安桂八分　淡吴萸八分　白茯苓三钱　炙甘草八分　生姜钱半（《阮氏医案》）

🦎【评议】　中下二焦寒湿邪盛，脾肾阳虚，水湿不化，血行不畅，故而腹泻，腰腹刺痛。脉迟细，苔白滑，亦为里寒湿停之象。故拟热补通阳法治之。药用淡附片、补骨脂、炮老姜、益智仁、紫安桂、淡吴萸、生姜等温热之品温通阳气，白术、党参、茯苓、炙甘草健脾益气，白芍酒制养血行血。

🦎 湿困中阳痞闷便溏治以调中化湿案 🦎

江　湿困中阳，饮食少进，上致胸膈痞闷，下致大便溏泄，拟以调中化湿法。

南京术三钱　白茯苓三钱　水法夏二钱　绍紫朴一

钱　扁豆壳三钱　广藿香钱半　久陈皮钱半　生谷芽三钱　炙甘草八分（《阮氏医案》）

❁【评议】《温病条辨》云："湿困中焦，则中气虚寒，中气虚寒，则阳光不治。"本案湿盛困脾，中阳不运，清浊不分，故致纳呆食少，胸膈痞闷，大便溏泄等症。治拟调中化湿为法。方由《温病条辨》主治秽湿着里，脘闷便泄的五加减正气散去大腹皮，加半夏、扁豆壳、炙甘草而成。

附 论 文

腹泻型肠易激综合征疗法集粹

泄泻是以排便次数增多，粪质稀溏或完谷不化，甚至泻出如水样为主症的病证。其病因有感受外邪，饮食所伤，情志失调，禀赋不足，以及久病脏腑虚弱等，主要病机是脾病湿盛，脾胃运化功能失调，肠道分清泌浊、传导功能失司。泄泻可见于临床多种疾病，消化器官发生功能或器质性病变如急性肠炎、炎症性肠病、肠易激综合征、肠道肿瘤、肠结核等，均可引发泄泻。

肠易激综合征是临床上最常见的一种胃肠道功能紊乱性疾患，以腹痛、腹胀、腹泻、便秘或腹泻便秘交替出现为临床表现，常反复发作，经久不愈。根据主要症状可分为腹泻型、便秘型和腹泻便秘交替型。患者以青中年为主，女性发病率较高。西医尚缺乏特异性治疗。腹泻型肠易激综合征属中医学"泄泻"的范畴。治疗针对病因病机和证型以辨证论治为主，常用健脾益气、渗湿止泻、抑肝扶脾、清化湿热、温补脾肾等法，旨在调整胃肠功能，使之恢复运化、传导之职。其与西医治疗有很大不同，优势较为明显。

一、辨证论治述要

腹泻型肠易激综合征病程一般较长，往往初期表现为脾胃虚弱，以后为虚实夹杂或以实证为主，一般临床上常分型为脾胃虚弱、寒湿阻滞、湿热下注、肝脾不和、脾肾阳虚。各证型有时单独出现，有时相兼并见，有时各证型还可以相互转化，在临床中应灵活变通，随机应变，以提高临床疗效。

1. 脾胃虚弱型

诊见食少，乏力，纳差，进食生冷油腻、不洁食物、刺激性食物，如啤酒、白酒、辣椒等出现泄泻，甚至水样便，完谷不化，脉细弱，舌质淡，苔薄白。治宜健脾渗湿止泻。方用参苓白术散加减。常用药物党参、山药、扁豆、陈皮、枳壳、炒麦芽、炒白术、砂仁、薏仁、莲子肉之类。

2. 寒湿阻滞型

诊见泄泻，大便清稀，有白色黏液，腹痛，头身困重，胸闷纳差，四肢不温，腰酸乏力，脉细弱，舌质淡，苔薄白。治宜温胃祛湿。方用理中汤加减。常用药物党参、陈皮、干姜、桂枝、白术、苍术、广木香、泽泻、厚朴之类。

3. 湿热下注型

诊见腹痛，以左下腹为主，腹胀，肛门坠胀，腹泻，黏液便，排便次数多达每日 6~8 次，脉弦数，舌质红，苔薄黄腻。治宜清热利湿。方用葛根芩连汤加减。常用药物葛根、黄芩、黄连、通草、苍术、白术、猪苓、茯苓、车前子、炒山楂、槟榔之类。

4. 肝脾不和型

诊见腹痛，腹胀，泄泻，泻后腹痛缓解，每因情绪变化而发病或病情加重，脉弦，苔薄白。治宜疏肝理气，健脾培土。方用痛泻要方加味。常用药物白术、白芍、防风、陈皮、佛手、太子参、茯苓、炒谷芽、炒麦芽、郁金之类。

5. 脾肾阳虚型

诊见晨起泻泄，大便夹有不消化食物，脐腹冷痛，喜暖，形寒肢冷，舌质淡胖，苔白，脉沉细。治宜温肾健脾，固涩止泻。方用四神丸合四君子汤加减。常用药物补骨脂、吴茱萸、肉豆蔻、五味子、制附子、炮姜、党参、白术、茯苓、生黄芪之类。

二、古方验方选介

1. 二术汤加味

【组方】苍术 12 克，白术 15 克，芍药 20 克，陈皮 10 克，炙甘草 6 克，茯苓 15 克，厚朴 10 克，木香 10 克，干姜 6 克，泽泻 10 克。

每日 1 剂，早晚 2 次温服。

【功用】抑肝扶脾，温中化湿。适用于腹泻型肠易激综合征。

【加减】脾胃虚弱型加黄芪 30 克，党参 15 克；肝郁脾虚型加柴胡 10 克，郁金 10 克；脾虚兼湿热型加黄连 10 克，黄柏 10 克，藿香 10 克；脾肾阳虚型加五味子 10 克，补骨脂 10 克；腹痛者加延胡索 10 克；黏液便者加黄连 10 克，秦皮 15 克；腹胀者加大腹皮 15 克。

【疗效】共治疗 50 例，结果显效 41 例，有效 6 例，无效 3 例。总有效率为 94.0%。

【出处】尹丽菊 . 吉林中医药，2002，22（3）：16

2. 加味逍遥散

【组方】柴胡 12 克，白术 15 克，当归 12 克，白芍 15 克，炙甘草 10 克，茯苓 30 克，薄荷 6 克，党参

15 克，陈皮 15 克，枳壳 12 克，木香 9 克，防风
6 克。

日 1 剂，水煎，分 3 次温服。

【功用】疏肝解郁，健脾止泻。适用于腹泻型肠
易激综合征。

【加减】腹胀甚者加升麻 6 克，炒萝卜子 15 克；
遇寒则泻甚者加附片 9 克，干姜 9 克；腹泻次数持续
多者，可酌加米壳 15 克。

【疗效】共治疗 85 例，经 2 个疗程后，痊愈 79 例，
好转 5 例，无效 1 例。有效率 98.6%。

【出处】申亚东，等. 河南中医药学刊，2000，
15 (6)：37

3. 加味痛泻要方

【组方】防风、炒白术、陈皮、白芍、苏梗、乌
药、制香附。

水煎服。

【功用】调和肝脾。适用于肠易激综合征。

【加减】腹泻甚加怀山药、扁豆；腹痛甚加金铃
子散（金铃子、延胡索）。

【疗效】共治疗 53 例，结果显效 27 例，占
50.94%；有效 24 例，占 45.28%。总有效率
为 96.22%。

【出处】朱雄雄．辽宁中医杂志，1998，25
（1）：25

4. 调肝和脾汤

【组方】白术 15 克，藕节 15 克，白芍 30 克，防
风 10 克，枳壳 10 克，川楝子 3 克，甘草 6 克。

每日 1 剂，水煎 2 次，取汁混合，早晚分服。

【功用】调和肝脾。适用于肠易激综合征。

【加减】脾虚者加黄芪 15 克，党参 15 克；兼肾
虚者加补骨脂 15 克，益智仁 10 克；兼大肠湿热者加
白头翁 15 克，马齿苋 15 克；腹痛甚者加延胡索 15
克，佛手 10 克；腹胀甚者加厚朴 10 克，陈皮 10 克；
失眠重者加酸枣仁 10 克，远志 10 克。

【疗效】共治疗 50 例，显效 33 例，有效 16 例。
总有效率98%。

【出处】曾抱民．四川中医，2002，20（12）：39

5. 肠康汤

【组方】焦白术 15 克，炒白芍 15 克，莲子 15
克，车前子 15 克，茯苓 15 克，山药 15 克，煨肉豆蔻
15 克，炒薏苡仁 30 克。

日 1 剂，加水浸泡 30 分钟，文火煎 30 分钟，共
取 400 毫升，分 2 次服。

【功用】益气健脾，利水除湿，疏肝抑木，收敛

止泻。适用于腹泻型肠易激综合征。

【加减】脾胃虚弱加党参 15 克，白扁豆 15 克；肝气乘脾加柴胡 15 克，陈皮 15 克；肾阳虚衰加补骨脂 15 克，赤石脂 15 克；寒热夹杂加干姜 9 克，黄连 9 克。

【疗效】共治疗 100 例，结果痊愈 46 例，显效 32 例，好转 16 例，无效 6 例。总有效率为 94%。

【出处】杨银良，等. 山东中医杂志，2007，26（1）：679

6. 柔肝抑肠汤

【组方】杭白芍 20 克，桂枝 10 克，炒白术 20 克，炙甘草 10 克，防风 6 克，陈皮 6 克，生姜 10 克，生龙骨（先煎）15 克，生牡蛎（先煎）15 克，红枣 6 枚。

每日 1 剂，水煎服。

【功用】柔肝解郁安神，健脾抑肠止泻，调和阴阳气血。适用于腹泻型肠易激综合征。

【加减】湿重者，加藿香 10 克，薏苡仁 15 克；寒盛者，加吴茱萸 10 克，补骨脂 15 克；食积者，加炒麦芽 10 克，神曲 6 克；寐差者，加茯神 10 克，钩藤（后下）10 克；夹热者，加黄芩 10 克，黄连 5 克。

【疗效】共治疗 37 例，显效 21 例，有效 11 例。总有效率 86.49%。

【出处】邓革强，等. 中医研究，2006，19（11）：30

7. 柴郁诃子汤

【组方】柴胡 12 克，诃子 12 克，郁金 20 克，白术 20 克，炒白芍 10 克，香附 10 克，川楝子 10 克，枳壳 10 克，炒葛根 10 克，炙鸡内金 10 克，神曲 15 克，炒山楂 15 克，延胡索 15 克，川芎 6 克，甘草 6 克。

每日 1 剂，水煎取汁 400 毫升，分早晚 2 次口服。

【功用】解郁镇痛，健脾消食。适用于腹泻型肠易激综合征。

【加减】湿热重者加凤尾草 20 克，马齿苋 20 克，木香 10 克，黄连 5 克；阳虚重者加炮姜 8 克，肉豆蔻 8 克，补骨脂 12 克。

【疗效】共治疗 56 例，结果显效 39 例，有效 12 例，无效 5 例。总有效率 91.1%。

【出处】郑逢民，等. 中医杂志，2008，49（8）：707

8. 加味柴芍六君子汤

【组方】柴胡 10 克，白芍 12 克，陈皮 10 克，法

半夏 10 克，党参 20 克，炒白术 15 克，茯苓 15 克，
合欢花 10 克，扁豆 15 克，木棉花 10 克，炙甘草
6 克。

每天 1 剂，水煎，分 2 次服，1 个月为 1 疗程。

【功用】抑肝扶脾。适用于腹泻型肠易激综合征。

【加减】腹胀、腹痛甚，加青皮 10 克，川楝 10
克，延胡索 10 克；湿热兼夹者加黄连 6 克；寒湿重
者加干姜 6 克，苍术 10 克；腰膝酸软，黎明前泄泻
者，加四神丸。

【疗效】共治疗 80 例，结果临床治愈 30 例，显
效 35 例，有效 11 例，无效 4 例。痊愈率 37.5%，总
有效率 95%。

【出处】林镇平. 中国中医药现代远程教育，
2008，6（7）：750

9. 抑激Ⅰ号方

【组方】8~11 岁：柴胡 6 克，枳壳 6 克，白芍 10
克，党参 10 克，白术 10 克，茯苓 10 克，白蔻仁（后
下）3 克，薏苡仁 10 克，厚朴 6 克，黄连 3 克，甘草 3
克；12~14 岁：柴胡 8 克，枳壳 8 克，白芍 12 克，党
参 15 克，白术 12 克，茯苓 15 克，白蔻仁（后下）5
克，薏苡仁 15 克，厚朴 8 克，黄连 5 克，甘草 5 克。

每日 1 剂，水煎，分 3 次服。

【功用】疏肝健脾，清热化湿。适用于腹泻型儿童肠易激综合征。

【加减】肝郁明显加郁金 8~10 克；脾虚明显加五爪龙 15~20 克；湿热明显加黄芩 8~12 克。

【疗效】共治疗 42 例，结果显著缓解 30 例，中度缓解 7 例，轻度缓解 2 例，无效 3 例。总有效率为 92.9%。

【出处】胡小英，等. 中医药学刊，2004，22（8）：1517

10. 王氏抑肝扶脾汤

【组方】炒白术 12 克，炒白芍 12 克，陈皮 9 克，茯苓 30 克，薏苡仁 30 克，黄连 6 克，川楝子 6 克，桂枝 6 克，木瓜 15 克，白蒺藜 15 克。

每日 1 剂，水煎 2 次分服。

【功用】疏肝健脾，理气和中。适用于腹泻型肠易激综合征。

【加减】湿热明显者加白头翁 15 克，马齿苋 30 克；阳虚者加补骨脂 15 克，黑附子 9 克；阴虚者加乌梅 15 克，石斛 30 克；失眠、情绪不宁者加龙骨 30 克，牡蛎 30 克；里急后重者加薤白 9 克，槟榔 12 克。

【疗效】共治疗 56 例，结果治愈 20 例，显效 14

例，有效 14 例，无效 8 例。总有效率为 85.7%。

【出处】龚俊华．浙江中医杂志，2013，48（1）：30

11. 欣肠汤

【组方】玫瑰花 10 克，合欢花 10 克，炒白芍 15克，炒白术 15 克，防风 9 克，陈皮 9 克，制香附 9克，煨木香 9 克，炙甘草 9 克，红藤 30 克，败酱草30 克，党参 15 克，山药 15 克，炮姜 6 克。

每天 1 剂，水煎取汁 600 毫升，分早晚 2 次服。

【功用】疏肝健脾，化湿止泻。适用于腹泻型肠易激综合征。

【加减】腹痛明显者，加鸡屎藤 15 克，延胡索 15克；腹泻严重者，加石榴皮 15 克，乌梅 9 克；肾阳亏虚者，加肉桂 10 克。

【疗效】共治疗 44 例，结果临床痊愈 26 例，显效 11 例，有效 5 例，无效 2 例。总有效率为 95.5%。

【出处】唐森海，等．浙江中医杂志，2016，51（2）：114

三、外治方药举隅

1. 水疗Ⅰ号方

【组方】黄连 5 克，苍术 10 克，土茯苓 15 克，槐花 15 克，地榆 20 克，赤芍 15 克，丹皮 10 克，丹参 15 克，木香 10 克。

每天 1 剂，水煎成 200 毫升，运用 IMS-100 型结肠水疗机行结肠用药，每天 1 次。

【功用】清热燥湿健脾，凉血活血止血，理气除湿导滞。适用于腹泻型肠易激综合征。

【疗效】共治疗 35 例，结果显效 20 例，有效 13 例，无效 2 例。总有效率 94.3%。

【出处】朱永苹，等. 中医药学报，2008，36（4）：50

2. 枢机散

【组方】柴胡 20 克，半夏 12 克，黄芩 10 克，陈皮 10 克，炒升麻 10 克，防风 8 克，蝉蜕 12 克，白芍药 15 克，炙甘草 6 克。

上药共研为散，醋调为膏状，贴敷神阙穴。每次 2 克，无菌纱布覆盖，每日 1 次。

【功用】和解少阳，缓急止痛。适用于腹泻型肠易激综合征。

【疗效】共治疗 60 例，结果显效 36 例，有效 22 例，无效 2 例。总有效率 96.67%。

【出处】王绍臣，等. 河北中医，2008，30（6）：595

3. 艾必思贴剂

【组方】白术、肉桂、白芍、甘草、血竭按6∶3∶6∶2∶3比例组成。

共研细末，装瓶备用。使用时取药末适量，用米醋调成糊状，填入脐中，盖上塑料纸，以胶布固定之，每天换药1次。

【功用】温肾健脾，养肝柔肝，化瘀通络。适用于肠易激综合征。

【疗效】共治疗36例，结果显效24例，有效11例，进步1例，无效0例。总有效率97.22%。

【出处】冯群法，等.河南中医，2008，28（2）：47

4. 加味痛泻要方

【组方】防风30克，白术30克，白芍30克，陈皮15克，石榴皮30克，生甘草30克，广木香30克，白花蛇舌草60克。加入地塞米松5毫克和2%利多卡因2毫升。

保留灌肠方法：用上述中药煎汤取浓汁150毫升和西药混合均匀，以37～39℃为宜，患者排空大便后，取左侧卧位，臀部垫高，用肛管插入肛门25～30厘米，药液缓慢注入，至少保留2小时，以确保药液在肠道内充分发挥作用。每晚睡前保留灌肠1次，病情重者，每日早、晚各 1 次，15 天为 1 疗程，一般治疗 2 个疗程。

【功用】疏肝健脾，清热利湿，缓急止痛。适用于肠易激综合征。

【疗效】共治疗 40 例，结果显效 27 例，占 67.5%；有效 11 例，占 27.5%；无效 2 例，占 5%。总有效率 95%。

【出处】关俭，等. 中华中医药学刊，2008，26（6）：1324

5. 醒脾散

【组方】丁香 10 克，良姜 20 克，吴茱萸 10 克，延胡索 20 克，细辛 10 克，艾叶 15 克，枳实 20 克，藿香 30 克，升麻 10 克，五倍子 10 克。

上药研为细末备用。取散剂 30 克，温水调成糊状，外敷于脐部，以神阙穴为中心，约 10 厘米×10 厘米大小，同时 TDP 照射 30 分钟，1 天 2 次。10 天为 1 疗程，疗程间休息 1 天。

【功用】温中健脾，祛湿醒脾，理气止痛，涩肠止泻。适用于肠易激综合征。

【疗效】共治疗 31 例，结果治愈 21 例，占 67.74%；好转 6 例，占 19.35%；无效 4 例，占 12.90%。总有效率 87.10%。

【出处】戴伯华，等．中医外治杂志，2007，16
（4）：37

6. 气雾弥散灌肠法

【组方】乌梅10克，白术15克，白芍15克，木
香10克，诃子10克，制附片5克，肉桂5克，黄柏
10克，茯苓10克，甘草5克。

将上述中药以自动煎药机取汁浓缩成200毫升，
使用时将药温至37~40℃置入电脑灌肠治疗仪，然后
将其连接的肛门管经涂液体石蜡后缓慢插入肛门约10
厘米；设定工作程序：压力9~10千帕，时间20秒，
将药液缓慢注入病人直肠内，为使药物均匀分布于全
结肠，病人先取左侧卧位，然后仰卧，再右侧卧各15
分钟。药液保留时间尽量至6小时以上，每日1次，
1个月为1疗程。

【功用】益肾健脾，固肠止泻。适用于肠易激综
合征。

【疗效】共治疗59例，治愈36例，占61.0%；
好转21例，占35.6%；未愈2例，占3.4%。总有效
率为96.6%。

【出处】王宗荣，等．山西中医，2002，18
（5）：49

四、其他特色疗法选录

1. 毫针疗法

【选穴】承山、太冲、足三里、丰隆。

【操作】令患者伏卧位，以 8 厘米毫针 2 根直刺入双侧承山穴，施提插捻转平补平泻手法，以有强烈针感并得气后，按艾绒于针尾并点燃。留针 30 分钟。肝郁气滞者配太冲穴，提插泻法；脾胃虚弱者配足三里穴，提插补法；痰郁气滞者配丰隆穴，提插泻法。每日针 1 次。30 次为 1 疗程。

【功用】舒筋解痉。适用于肠易激综合征。

【疗效】共治疗 54 例，显效 43 例，占 79.63%；有效 8 例，占 14.81%；无效 3 例，占 5.56%。总有效率为 94.44%。

【出处】丁淑强，等. 针灸临床杂志，2004，20（5）：53

2. 耳压点穴按摩

【选穴】耳压：神门、交感、肝、大肠、脾、肾、肾上腺、肺。点穴按摩背俞穴、肝俞、胆俞、脾俞、胃俞或相应反应点。

【操作】耳压用 0.5 厘米×0.5 厘米胶布将磁珠固定于穴上，7 次为 1 疗程，隔日 1 次，每日按压 5~6

次，每穴每次按压 21 下。点穴按摩背俞穴：用双手
拇指沿足太阳膀胱经，点按肝俞、胆俞、脾俞、胃俞
或阿是穴，吸气时指压，呼气时还原，按压 20 分钟，
每穴 5 分钟。

【功用】健脾补肾，化湿止泻。适用于肠易激综
合征。

【疗效】共治疗 60 例，显效 42 例，有效 16 例，
无效 2 例。总有效率 96%。

【出处】敖学艳，等. 针灸临床杂志，2002，18
（3）：36

3. 针灸配合按摩疗法

【选穴】①肝气郁滞型：泻太冲（双），补脾俞
（双）、肾俞（双）、中脘（双）、天枢（双）。②脾胃
虚弱型：中脘（双）、天枢（双）、关元（双）、脾俞
（双）、胃俞（双）、大肠俞（双）、足三里（双）、上
巨虚（双）、三阴交（双），针用补法。③肾阳亏虚
型：中脘、关元、天枢（双）、脾俞（双）、肾俞
（双）、足三里（双），针用补法。

【操作】刺法：用 30 号 1.5 寸毫针常规消毒，直
刺上述穴位，得气后留针 30 分钟，每隔 10 分钟行针 1
次，出针时除太冲穴外，其余均应按压针孔。按摩：
掌揉脘腹部：患者仰卧，医者立其侧，双掌重叠，用

手掌面着力吸定患者脘腹部，以腕关节小幅度的环旋转动为主动，使着力部分带动该处的皮下组织作持久、有力、均匀、柔和地逆时针回旋 81 次。指压背俞穴：患者俯卧，医者立其旁，用双手拇指螺纹面前 1/3 处着力，持续用力点压上述背俞穴，每穴按压 1~3 分钟。

【功用】调理胃肠气机，健脾疏肝，固肠止泻。适用于肠易激综合征。

【疗效】共治疗 36 例，痊愈 29 例，好转 4 例，无效 3 例。总有效率为 91.6%。

【出处】何严，等. 陕西中医，2004，25 (3)：258

4. 足部按摩结合腹部按摩疗法

【选穴】详下项。

【操作】①足按摩法：选取小肠、升结肠、横结肠、降结肠、乙状结肠、直肠及肛门、下腹部、腹腔神经丛、脾、肺、脑、肾上腺等足部反射区，定点按揉，强刺激，以患者能忍受为度，每日 1 次，每次 20 分钟。②腹部按摩法：患者仰卧位，术者站于其一侧，两拇指开三门、运三脘，掌揉腹部任脉线，沿大肠走行路线由右侧向左侧叠掌揉结肠法、多指拨按结肠法、挤推结肠法、合掌颤结肠法，揉脐中穴，点按达脉穴（脐左旁开 1 寸，再上 1 寸即是，以有搏动感为准），联按脐下任脉线穴位（气海、中极、关元

等），绕脐轮状摩腹法（顺时针 36 圈，逆时针 36 圈
为 1 组），做 3~5 组，使患者觉得有温热感渗透到腹
内，共施术 20 分钟。

【功用】促进全身气血流畅，促进胃肠蠕动。适
用于肠易激综合征。

【疗效】共治疗 51 例，显效 36 例，有效 14 例，
无效 1 例。总有效率为 98%。

【出处】钟文元. 中国自然医学杂志，2001，3
（3）：174

5. 热敏灸疗法

【选穴】天枢、中脘、下脘、关元、气海，酌加
脾俞、胃俞、大肠俞、肾俞。

【操作】按 4 个步骤分别进行回旋、雀啄、往返、
温和灸。先行回旋灸 2 分钟温热局部气血，继以雀啄
灸 2 分钟加强敏化，循经往返灸 2 分钟激发经气，再
施以温和灸发动感传、开通经络。当穴位出现透热、
扩热、传热、局部不热（或微热）远部热、表面不热
（或微热）深部热或其他非热感等（如酸、胀、压、
重等）感传时此即是所谓的热敏化穴。探查出所有的
热敏穴后，选择 1~3 个最敏感穴位予以灸疗至感传消
失为止，完成治疗的施灸时间因人而异，一般从数分
钟至 1 小时。每日 1 次，10 天为 1 疗程，治疗 3 个疗

程后观察疗效。

【功用】激发经络感传，促进经气运行。适用于腹泻型肠易激综合征。

【疗效】共治疗 30 例，显效 13 例，有效 15 例，无效 2 例。总有效率为 93.3%。

【出处】陈顺喜，等.浙江中医杂志，2013，48（3）：199

五、中医药治疗的优势

中医治疗本病积累了丰富的经验，主要是针对病因病机和临床证候类型，采取"辨证求因，审因论治"的辨证论治方法，体现个体化治疗的优点。中医治疗方法较多，包括中药内服和外治、针灸、脐疗、推拿和电磁穴位疗法等，效果比较显著。在此值得指出的是，中医学认识到心理情绪对本病发生发展的影响，故在治疗时非常重视心理调节，鼓励患者消除焦虑、紧张、多疑的不良心态，保持乐观舒畅的心情，从而达到心态平衡，这对防治本病和提高疗效有着重要的关系。此外，中医对本病的治疗还十分强调饮食调养，告诫患者饮食宜清淡，注意食用易消化、刺激性小而富有营养的食物，尽量减少和避免食用肥甘厚味、辛辣炙煿食品，这也是中医在本病治疗上的长处。

六、小结与展望

腹泻型肠易激综合征虽属胃肠道功能性疾患，但因腹泻、腹痛等症状明显，并且经常反复发作，故使患者痛苦不堪。西医对本病尚缺乏特异疗法，中医学的辨证施治、古方验方、药物外治和其他特色疗法屡获良效，较之西医有明显的优势。本病中医辨证多属脾虚肝郁，兼夹湿热的本虚标实之证，较为常用的方剂有痛泻要方、四逆散、逍遥散、小柴胡汤等，清热化湿每用白头翁、黄连、黄柏、马齿苋之类，理气止痛多用金铃子、延胡索、枳壳、陈皮、木香、槟榔等品。这里更值得一提的是，近年来涌现的不少单方验方临床疗效显著，备受关注，尤其是脐疗，更令人瞩目。鉴于本病的病因与饮食不节和情志刺激有很大的关系，所以中医治疗十分重视饮食起居和精神上的调养，这不能不说是中医治疗本病的特色之一。今后应进一步加强有效方药的发掘、整理与研究（包括临床研究和实验研究），特别是对于一些富有特色和优势的疗法，如脐疗、推拿等更宜深入观察和研究，力争有新的突破和提高。（录自本书编委编撰的《常见中医优势病种治法集粹》，人民卫生出版社 2009 年 12 月出版，本文做了调整和修改）